U0587697

中医适宜技术操作入门丛书

图解

刮痧疗法

◉ 总 主 编　张伯礼

◉ 副总主编　郭 义　王金贵

◉ 主　编　孟向文

中国健康传媒集团

中国医药科技出版社

内 容 提 要

本着"看得懂、学得会、用得上"的编写原则，本书重点突出刮痧的临床操作技术及相关知识。全书图文并茂，更配以操作视频，用二维码的形式附于正文相应位置，方便实用，真正实现"看得见的操作、听得见的讲解"。适于广大针灸临床工作者、基层医师及中医爱好者参考使用。

图书在版编目（CIP）数据

图解刮痧疗法 / 孟向文主编 . —北京：中国医药科技出版社，2018.1
（中医适宜技术操作入门丛书）
ISBN 978-7-5067-9631-6

Ⅰ . ①图… Ⅱ . ①孟… Ⅲ . ①刮搓疗法—图解 Ⅳ . ① R244.4-64

中国版本图书馆 CIP 数据核字（2017）第 250804 号

本书视频音像电子出版物专用书号：

美术编辑　陈君杞
版式设计　也　在

出版　**中国健康传媒集团** | 中国医药科技出版社
地址　北京市海淀区文慧园北路甲 22 号
邮编　100082
电话　发行：010 - 62227427　　邮购：010 - 62236938
网址　www.cmstp.com
规格　710 × 1000mm $\frac{1}{16}$
印张　18 $\frac{1}{2}$
字数　244 千字
版次　2018 年 1 月第 1 版
印次　2023 年 12 月第 4 次印刷
印刷　北京盛通印刷股份有限公司
经销　全国各地新华书店
书号　ISBN 978-7-5067-9631-6
定价　**55.00 元**

版权所有　盗版必究
举报电话：010-62228771
本社图书如存在印装质量问题请与本社联系调换

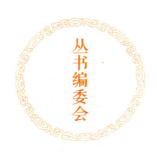

丛书编委会

总 主 编 张伯礼

副总主编 郭 义 王金贵

编 委（按姓氏笔画排序）

王 红 史丽萍 刘阳阳

孙 庆 李 岩 李 强

李迎红 李桂兰 陈泽林

张 磊 周 丹 宗振勇

房 纬 孟向文 赵 雪

姚 凯 耿连岐 郭永明

郭笑冬 谭 涛 翟 伟

潘兴芳

学术秘书 何芹芹

本书编委会

主　　编　孟向文

副 主 编　郑　超　焦金金

编　　委　（按姓氏笔画顺序排序）

王　妍　王　颖　付　璇

牟明园　杜梦帆　杨峻炜

李　皓　张　睿　张燕伟

陈茂艳　陈锦泳　林为栋

樊一桦

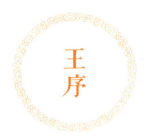

王序

中医药是中国古代科学技术的瑰宝，是打开中华文明宝库的钥匙。一直以来，中医药以独特的理论、独特的技术在护佑中华民族健康中发挥着独特的作用。正如习近平总书记在全国卫生与健康大会上所强调的，中医药学是我国各族人民在长期生产、生活和同疾病做斗争中逐步形成并不断丰富发展的医学科学，是我国具有独特理论和技术方法的体系。

"千淘万漉虽辛苦，吹尽狂沙始见金。"从针刺到艾灸，从贴敷到推拿，从刮痧到拔罐，这些技术经过历史的筛选，成为中医药这个宝库中的珍宝，以其操作便捷、疗效独特、安全可靠受到历代医家的青睐，并深深地融入人民群众的日常生活中。这些独特的技术不仅成为中医药独特的标识基因，更成为人民群众养生保健、疗病祛疾的重要选择。

党的十八大以来，以习近平同志为核心的党中央把中医药提升到国家战略高度、作为建设健康中国的重要内容，提出了一系列振兴发展中医药的新思想、新论断、新要求，谋划和推进了一系列事关中医药发展的重大举措，出台了《中华人民共和国中医药法》，印发了《中医药发展战略规划纲要（2016—2030年）》，建立了国务院中医药工作部际联席会议制度，发表了《中国的中医药》白皮书，推动中医药从认识到实践的全局性、深层次的变化。

刚刚胜利闭幕的党的十九大，作出了"坚持中西医并重，传承发展中医药事业"的重大部署，充分体现了以习近平同志为核心的党中央对中医药工作的高度重视和亲切关怀。这为我们在新时代推进中医药振兴发展提供了遵循、指明了方向。

习近平总书记指出，坚持中西医并重，推动中医药与西医药协调发展、相互补充，是我国卫生与健康事业的显著优势。近年来，我们始终坚持以人民为中心的发展思想，按照深化医改"保基本、强基层、建机制"的要求，在基层建立中医馆、国医堂，大力推广中医适宜技术，提升基层中医药服务能力。截至2016年底，97.5%的社区卫生服务中心、94.3%的乡镇卫生院、83.3%的社区卫生服务站和62.8%的村卫生室能够提供中医药服务。"十三五"以来，我们启动实施了基层中医药服务能力提升工程"十三五"行动计划，把大力推广中医适宜技术作为工作重点，并提出了新的更高的要求。

在世界中医药学会联合会中医适宜技术评价与推广委员会、中国健康传媒集团和天津中医药大学的大力支持下，张伯礼院士、郭义教授组织专家对21种中医适宜技术进行了系统梳理，包括拔罐疗法、推拿罐疗法、皮肤针疗法、火针疗法、刮痧疗法、耳针疗法、电针疗法、水针疗法、微针疗法、皮内针疗法、子午流注针法、刺络放血疗法、穴位贴敷疗法、穴位埋线疗法、艾灸疗法、自我康复推拿、小儿推拿、推拿功法、伤科病推拿、内科病推拿、食养食疗法，从基础理论、技法介绍、临床应用等方面详细加以阐述，编纂成《中医适宜技术操作入门丛书》。该丛书理论性、实用性、指导性都很强，语言通俗，图文并茂，还配有操作视频，适合基层医务工作者和中医爱好者学习使用。

希望这套丛书能够让中医适宜技术"飞入寻常百姓家"，更好地造福人民群众健康，为健康中国建设作出贡献。

国家卫生计生委副主任
国家中医药管理局局长
中华中医药学会会长
2017 年 10 月

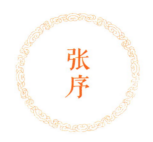

张序

　　2016年8月，全国卫生与健康大会在北京召开。这是新世纪以来，具有里程碑式的卫生工作会议，吹响了建设健康中国的号角。习近平总书记出席会议并发表重要讲话。他强调，没有全民健康，就没有全面小康。要把人民健康放在优先发展的战略地位，以普及健康生活、优化健康服务、完善健康保障、建设健康环境、发展健康产业为重点，加快推进健康中国建设，为用中国式办法解决世界医改难题进行了具体部署。

　　习近平总书记指出，在推进健康中国建设的过程中，要坚持中国特色卫生与健康发展道路。预防为主，中西医并重，推动中医药和西医药相互补充、协调发展，努力实现中医药健康养生文化的创造性转化、创新性发展。中医药要为健康中国建设贡献重要力量。

　　中医药学是中华民族在长期生产与生活实践中认识生命、维护健康、战胜疾病的经验总结，是中国特色卫生与健康的战略资源。广大人民群众在数千年的医疗实践中，积累了丰富的防病治病经验与方法，形成了众多有特色的中医实用适宜技术。前几十年，由于以药养医引致过度检查、过度医疗，使这些适宜技术被忽视，甚至丢失。这些技术简便验廉，既可以治病，也可以防病保健；既可以在医院使用，也可以在社区家庭应用，在健康中国的建设中大有可为，特别是对基层医疗单位具有重要的实用价值。

图解

刮痧疗法

TUJIE
GUASHA
LIAOFA

记得 20 世纪六七十年代有一本书，名为《赤脚医生手册》，这本深紫色塑料皮封面的手册，出版后立刻成为风靡全国的畅销书，赤脚医生几乎人手一册。从常见的感冒发热、腹泻到心脑血管疾病和癌症；从针灸技术操作、中草药到常用西药，无所不有。在长达 30 年的岁月里,《赤脚医生手册》不仅在经济不发达的缺医少药时代为我们国家培养了大量赤脚医生和基层工作人员，解决了几亿人的医疗问题，立下汗马功劳，这本书也可以说是全民健康指导手册。

编写一套类似《赤脚医生手册》的中医适宜技术丛书是我多年的夙愿。现在在医改深入进程中，恰逢其时。因此，我们组织天津中医药大学有关专家，在世界中医药学会联合会中医适宜技术评价和推广委员会、中国针灸学会刺络与拔罐专业委员会的大力协助下，在中国医药科技出版社的支持策划下，对千百年来医家用之有效、民间传之已久的一些中医适宜技术做了比较系统的整理，并结合医务工作者的长期实践经验，精心选择了 21 种中医适宜技术，编撰了这套《中医适宜技术操作入门丛书》。

丛书总体编写的原则是：看得懂，学得会，用得上。所选疗法疗效确实，安全性好，针对性强，重视操作，力求实用，配有技术操作图解，清晰明了，图文并茂，并把各技术操作方法及要点拍成视频，扫二维码即可进入学习。本丛书详细介绍了各种技术的操作要领、操作流程、适应证和注意事项，以及这些技术治疗的优势病种，使广大读者可以更直观地学习，可供各级医务工作者及广大中医爱好者选择使用。当然，书中难免会有疏漏和不当之处，敬请批评指正，以利再版修正。

中国工程院院士

天津中医药大学校长

中国中医科学院院长

2017 年 7 月

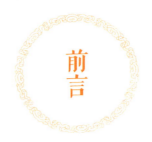

前言

　　中医是中华民族在长期的生产与生活实践中认识生命、维护健康、战胜疾病的宝贵经验总结。广大人民群众在数千年的医疗实践中积累了丰富的防病治病的方法，从而形成了众多中医特有的实用疗法。它们是我国传统医学宝库中的一大瑰宝，也是中医学的重要组成部分。

　　为了继承和发扬这些中医特有的宝贵经验，普及广大民众的医学保健知识，满足广大民众不断增长的自我保健需求，中国医药科技出版社和世界中医药学会联合会组织有关专家，根据中医药理论，对千百年来民间传之已久、医家用之于民、经实践反复验证而使用至今的一些中医实用技术做了系统整理，并结合医务工作者们的长期实践经验，精心选择了 21 种中医实用疗法，编撰了这套《中医适宜技术操作入门丛书》。

　　本丛书所选疗法疗效确实，针对性强，有较高的实用价值。本着"看得懂，学得会，用得上"的原则，我们在编写过程中重视实用和操作，文中配有操作技术的图解，语言表达生动具体、清晰明了，力求做到图文并茂，并把各技术操作方法及要点拍成视频，主要阐述它们的技术要领、规程、适应证和注意事项，使广大读者可以更直观更简便地学习各种技术的具体操作流程。这些适宜技术不但能够保健治病，在关键时刻还可以救急保命，具有疗效显著、取材方便、经济实用、操作简便、不良反应少等特点，非常适合基层医疗机构推广普及，有的疗法老百姓也可以在医生的指导下用来自我治病和保健。

　　作者在编写本丛书过程中得到了世界中医药学会联合会和中国医药科技出版社的大力支持，中医界众多同道也提出了许多有建设性的建议和指导，由于条件有限，未能一一列出，在此我们深表谢意。由于编者水平有限，书中难免会有疏漏和不当之处，敬请批评指正。

丛书编委会

2017 年 7 月

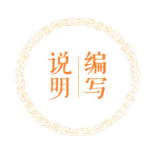

说明｜编写

　　刮痧是中国传统的自然疗法之一，简单来说，它就是用牛角、玉石等各种边缘光滑的工具，蘸上具有一定治疗作用的刮痧介质，在皮肤相关部位刮拭，以达到疏通经络、活血化瘀之目的。

　　刮痧具有简、便、廉、验的特点，系统介绍简便有效的刮痧防治方案，符合广大人民群众的需求。本书不仅方案具体，而且图文并茂，还配有操作视频，使读者真正实现"看得见的操作，听得见的讲解。"无论有无医学基础都可以轻松阅读，为自己、为家人提供方便。初学者一旦掌握了本书的刮痧方法，就可"按图索骥"，用于实践。若想达到举一反三、灵活运用的目的，则应学习有关的基础理论部分。故而本书不仅有操作，更有关键理论内容，适合于不同水平的读者在不同的学习阶段使用。

　　本书包括三个部分：首先是基础篇，介绍了刮痧的历史与基本常识。其次是技法篇，介绍了刮痧常用工具、操作方法及注意事项等。最后是临床篇，分别为单穴刮痧、对症刮痧和刮痧保健。

　　书稿虽成，但由于时间仓促，尚有许多不满意之处，许多地方有待读者指正。

编　者

2017 年 6 月

目录
CONTENTS

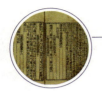

001~020

基础篇

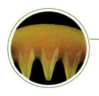

021~038

技法篇

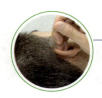

039~273

临床篇

临床篇

临床篇

临床篇

临床篇

图解
刮痧疗法
TUJIE
GUASHA
LIAOFA

临床篇

临床篇

中医刮痧疗法
是在中医经络腧穴理论指导下，用
痧疗板等各种边缘光滑的工具或手指蘸取润滑
的介质在人体表面特定部位的皮肤上进行相应的手法刮
拭，使局部皮肤潮红，或出现紫红色或暗红色的血斑、血疱等
出痧症状，达到活血透痧、防治疾病等目的的一种外治法。因其
简、便、廉、效的特点，近年来已广泛应用于临床各科，取得了较
好的治疗效果。还可配合针灸、拔罐、刺络放血等疗法使用，加强活
血化瘀、祛邪排毒的效果。刮痧疗法的中医理论基础主要是经络腧穴
理论、脏腑理论及全息理论，现代研究证明，刮痧可使血液和淋巴
液的循环增强，局部营养状况得到改善；血管紧张度与黏膜渗透
性改变，淋巴循环加速，细胞吞噬作用增强，提高细胞免疫
力，促进人体新陈代谢，使邪去正存，从而增强人体
抵抗力，疼痛得以消除。施术部位主要以面
部、背部及四肢部为主。

基础篇

关键词

○ 刮痧疗法

○ 出痧

○ 经络腧穴

○ 脏腑理论

○ 全息理论

○ 新陈代谢

○ 活血化瘀

○ 作用特点

刮痧疗法是中医临床（针灸、推拿、刮痧、拔罐）四大特色疗法之一，大多数学者认为，刮痧疗法与砭石、针灸、热熨、推拿、拔罐、放血等方法源流紧密联系、相互演变而产生。虽然刮痧疗法形成的具体时间已不可考，但它长期以来流传于民间，薪火相传，沿用不废。宋元之际，民间已比较广泛地流传用汤匙、铜钱蘸水或油刮背部，以治疗腹痛等症的方法和经验，最早的可考证历史则可以追溯到2000多年前的先秦时代。

第一节　在我国的发展历史

奠基于
《内经》

在中医古籍中，"痧"所指一般有三层含义：一指痧症，即多发于夏秋二季，因感受风寒暑湿燥火六淫之邪气或疫疠之秽浊出现的一些病症。如头痛、咳嗽、烦闷、头面肿痛、眩晕胸闷、手足肿痛、身体肿痛、脘腹痞满、恶心呕吐、腹泻、指甲青黑等等，称之为痧症，又称痧气或痧胀。二指麻疹，也即麻疹的别称。三指"痧象"，现代中医学所说的"痧"，就是指所谓"痧象"（图 1-1-1）。

痧症的主要治疗方法是刮痧。刮痧疗法的

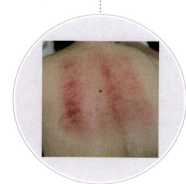

图 1-1-1　痧象

历史可以追溯到 2000 多年前的《黄帝内经》时代，与《内经》所载的砭石疗法或刺络疗法有更直接的关系。《素问》记载用刺络疗法治疗腰痛说："刺解脉，在郄中结络如黍米，刺之血射以黑，见赤血而已。"从中不难看出刮痧疗法与这种刺络疗法在方法、机制上的相似性。《素问·刺疟篇》："诸疟而脉不见，刺十指间出血，血去必已。"（图 1-1-2）

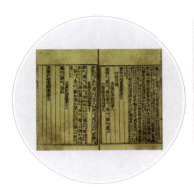

图 1-1-2 《素问·刺疟篇》

发展于 唐宋

唐朝人们就运用竺麻刮治痧病，《保赤推拿法》记载："刮者，医指挨皮肤，略加力而下也。"通过手指或刮痧器皿在表皮经络穴位上进行刮治，直到皮下出现痧象改变：粟米样的红点儿、潮红片状、鲜红色或紫暗血斑块等，再通过发汗使毛孔张开，痧毒随即排出体外，从而使痧症治愈。

成熟于 元明

元朝危亦林的《世医得效方》中最早有"绞肠痧"的名称记载："心腹绞痛，冷汗出，胀闷欲绝，俗谓绞肠痧。"

明朝出现了"痧症"的称谓，《证治准绳》《医学正传》《寿世保元》《景岳全书》等均记载了有关痧症及治痧的经验，张凤逵的《伤暑全书》中，对于痧症的病因、病机、症状都做了详尽的描述。他认为，毒邪由皮毛而入的话，就可阻塞人体的脉络，阻塞气血，使气血流通不畅；毒邪由口鼻吸入的时候，就阻塞络脉，使络脉的气血不通。这些毒邪越深，郁积得越厉害，那么它就越剧烈，如燎原之势，对于这种情况，必须用刮痧放血的办法来治疗。运用刮痧疗法，将刮痧器皿在表皮经络穴位上进行刮治，直到刮出皮下出血凝结成像米粒样的红点为止，通过发汗使汗孔张开，痧毒随即排出体外，从而达到治愈的目的。

至清代，记述痧病的医学著作日渐增多，《理瀹骈文》《串雅外编》《七十二种痧证救治法》等医籍中记载详细。郭右陶撰写的首部刮痧专著《痧胀玉衡》，与陆乐山的《养生镜》、王凯的《痧症全书》《痧症要法》、释普静的《痧症指微》、孙纪的《痧症会要》等从痧的病源、流行、表现、分类、刮痧方法、工具以及综合治疗方法等方面都做了较为详细的论述，将刮痧从难登大雅之堂的民间小技变为一门专科技术。刮痧术得到了系统的理论指导后，流传更加广泛。

新生于中华

中华人民共和国成立后，1960年江静波先生著的《刮痧疗法》一书，开创了现代研究刮痧之先河，将刮痧、放痧、拍法等以"刮痧疗法"概之，使刮痧由原来局限的"痧症"和"出痧"走上了学术论坛。20世纪90年代以来，在全球回归自然疗法的热潮中，刮痧疗法比肩成势，并有多部著作面世。吕季儒《吕教授刮痧健康法》，王敬、杨金生《中国刮痧健康法》，张秀勤、郝万山《全息刮痧法》，侯志新《经络微针穴区刮痧法》，孔垂成《中医现代刮痧教程》等。这些著作的特征有三：在理论上，由经验刮痧疗法发展成为中医针灸经络理论指导，循经走穴，内症外治的辨证刮痧疗法；在实践中，扩大了刮痧疗法的应用范围，由原来的治疗痧症发展到内外妇儿等科近 400 种病症，并涉及消除疲劳、减肥、养颜美容等养生保健领域。在机制研究上，从活血化瘀、免疫调节、改善新陈代谢等方面进行钻研，使刮痧疗法与针灸、按摩、拔罐等方法成为中医特色项目。

如今保健刮痧又被国家劳动和社会保障部列为职业劳动技能，并制定了保健刮痧师国家职业标准，编写《保健刮痧师》国家职业资格培训教程，成为广大群众自我保健和创业就业的一项劳动服务技能。

第二节　在世界其他国家的发展

刮痧疗法历史悠久，经过数千年的传承与发展，目前已广泛应用于内、外、妇、儿科等的多种病症。随着改革开放的不断深入，传统医学与现代医学之间的联系越来越密切，作为一种具有保健与治疗双重功效的自然疗法，在追求回归自然的国际医学大环境下有着良好的发展机遇。

在亚洲

日本美容院常强调徒手和纯天然以显示健康，而中医刮痧美容正属于

"绿色美容"。岛田淑子等开设日本刮痧协会和培训学员，引发了日本社会的关注。他们通过对刮痧板的改造，重视与系列天然护肤美肤品开发的有机相结合，坚持中医的按阴阳体质的不同手法，提出了结合精油美容的刮痧手法，逐渐将美容刮痧引入到日本的一般家庭。

在非洲

非洲多属于热带雨林地区，环境潮湿，肢体疼痛患者甚多。在无中草药的条件下，采用刮痧疗法，治疗痉挛性肩背腰疼痛，疗效快，且治疗方法简便易操作，不受条件限制。大部分患者经治疗 3~5 次即可痊愈，显示了中医学的优势，深受非洲人民的好评。

在欧美

刮痧是中国传统的自然疗法之一，早在明代医学家张鹤腾的《伤暑全书》中，对痧症的病因、病机、症状就有了具体的描述。2006 年中国针灸学会砭石与刮痧专业委员会成立，致力于刮痧行业的标准化工作。但在欧美，由于认知、制度、伦理的差异及种族偏见。刮痧不仅不被认可，甚至是违法的。

第二章

基础

第一节　中医理论基础

　　刮痧疗法有平衡阴阳、疏通经络、活血化瘀、清热凉血、排出邪毒、补养气血、扶助正气等功能，而五脏六腑之背俞穴皆分布于背部，刮治后可使脏腑秽浊之气通达于外，促使周身气血流畅，逐邪外出。

平衡阴阳，阴平阳秘

　　《素问·生气通天论》言："阴平阳秘，精神乃治，阴阳离决，精气乃绝。"中医认为：人是一个统一的整体，保持相对的阴阳平衡，人就处在健康的正常状态。但是天有八风之邪，地有湿热之气，人有饥饱劳逸，如果外邪入侵或六气内生，人就会失去阴阳平衡而得病，也就相对应产生了"阴盛则阳病，阳盛则阴病"的"阴消阳长，阳消阴长"。从而也就出现了虚和实。《素问·通评虚实论》认为："邪气盛则实，精气夺则虚。"在刮痧治疗中应本着"虚则补之，实则泻之"的原则，采用补和泻的手法来泻其实，补其虚，以求阴阳的平衡，而达到阴平阳秘。

　　在常见疾病中：痤疮、酒渣鼻、带状疱疹、单纯疱疹、毛囊炎、接触性皮炎、药物性皮炎、化妆品皮炎、荨麻疹、急性湿疹、结节性瘙痒、脓疱型银屑病等都为邪实，刮痧时宜采用泻法；斑秃、黄褐斑、冷红斑、寒冷性荨麻疹、皮肌炎、红斑狼疮、少年白发、老年性皮肤瘙痒症、白癜风、硬皮病等，则为虚证，在刮痧时宜采用补法。这样可以恢复机体的阴阳平衡，令邪去而病愈。

疏通经络，活血化瘀

人体在感受病邪，风、寒、暑、湿、燥、火之后或自身的七情发生变化，就会产生"六郁"，这些都会导致人的气血瘀滞，让气血停留在经络，使原本畅通的经络阻塞不通。气该升不能升，该降不能降，造成升降失常。甚至该升不但不升，反而降；该降不降，反而升，造成气血逆乱。按中医的阴阳平衡理论来说，气和血是相互依存，不可分离的，气中有血，血中有气，气无血则不生，血无气则不长。血随气行，气血的升降失常，就会使经络闭阻，而造成气血不能"温分肉，充腠理"，使皮肤的色泽发生变化，并且血气不通。还会使皮肤粗糙不仁，甚至会生成硬皮症、蛇皮症等。

刮痧则可以使停滞的气血流动起来，特别是造成闭阻的地方可以使凝血散开。这主要是刮拭的力度可以透过皮肤渗入皮下，外力促进血管的收缩活动和气血的运动，使聚者散、凝者行，气血流通得以正常，逆乱的气机得以恢复，则肌肤得以温煦，腠理得以收紧，表皮润滑光泽。

清热凉血，排出邪毒

当外邪侵犯人体之时，若人体正气不足，不能驱邪外出，则毒邪会滞留于体，阻遏经络；若毒邪仍未除，则邪会透表入营，伤及脏腑和营血，使血热妄行，出现皮下出血性紫癜或肌衄；脾胃运化失司，会体乏无力，胸痞呕恶，头昏脑涨，若邪犯五脏则会头昏欲绝，大汗淋漓，四肢厥冷。

"痧毒在气分者刮之，在血分者刺之，在皮肤者粹之，痧毒在五腑者宜荡涤攻逐之。"凝滞于血中或脏腑中的热与邪等毒气直接排出，邪毒也会随刮痧产生的充血现象，随痧点在皮肤渐渐外现，充斥于血液之中的热邪及蕴结于脏腑中的邪毒则会透邪外出，从皮毛透达于外，则使障碍消除，经络通畅，气血安和，人则自安。

补养气血，扶助正气

人体最宝贵的莫过于气血，其乃人体生化之源，人体的各个器官皆需靠其温煦、濡养、滋润以维持生计。但是，一旦气血出现了偏盛偏衰或经络不畅，则百病萌生。正如寇宗奭所说："夫人之生，以气血为本，人之病，未有不先伤其气血者。"

刮痧则可以透过皮肤而对经络进行良性刺激，从而改善面部和身体的气血流通状况，经络疏通，气血流畅；同时刮痧可以令毛细血管破裂，使瘀血随痧而排出，瘀血得除，新血才得生得长。气血的流畅和充盛，使脏腑的功能得到温煦和滋养、人身之正气得到扶助和补充，从而"正气存内，邪不可干"，维护了机体的健康。

第二节　西医学基础

根据西医学分析，刮痧疗法首先是作用于神经系统，借助神经末梢的传导以加强人体的防御功能。其次可作用于循环系统，使血液回流加快，循环增强；淋巴液的循环加快，新陈代谢旺盛。据研究证明，本疗法还有明显的退热镇痛作用。

刺激神经，调整功能

当外界刺激作用于机体的皮肤后，会引起神经冲动，通过不同途径传递到中枢神经系统，经过大脑的分析后会产生多种微妙的复合感觉，并相应做出有利于机体的反应，以维持机体的健康。

据研究者发现：在人体的表面一定部位进行刮拭，刺激人体的表面感受器，可以大大加强神经系统的反射功能兴奋与抑制的调整，提高了人体的防御功能。

增强血流，改善微循环

经西医学研究证明，在皮肤局部进行刮拭，可以增加局部的血流量，促进淋巴循环系统的加快，改善微循环。促使局部的生理代谢产物及时清除，而营养物质得以迅速补充，加快了局部的新陈代谢。如黑眼圈患者，其产生的原因就是由于眼周局部出现微循环障碍，代谢产物不能及时排出，聚集于此，而产生黑眼圈。通过手法刮痧，加快代谢物的排出，改善局部的血流速度，使黑眼圈得以改善。

自体溶血，平衡功能

刮痧出痧是一种用外在的机械力量，使血管扩张甚至使毛细血管破裂，血红蛋白释出，造成皮肤局部形成瘀血斑的现象，血斑凝结可以自行溃散，这是自体溶血作用。自体溶血是一个延缓的良性刺激过程，不仅可以促进新陈代谢，而且可调整气机，增强抗病防病能力。并通过对皮肤神经末梢的刺激，强化向心性神经作用于大脑皮层，继续起到调节大脑的兴奋与抑制过程和调整内分泌系统，促进人体各项功能的平衡。

加快血运，促进代谢

气血周流机体的全身，是机体各个系统和组织汲取营养的源泉。刮痧不仅可以使机体的血液循环加快，而且还会使淋巴液的循环增强，增加对肌肤和神经末梢的营养，促进机体的新陈代谢，增强各器官的功能活动，调节神经分泌系统使机体的各个系统和组织的功能恢复相对平衡：亢进者得到抑制，不足者得到兴奋，以消除疾患。

第三节 作用

经络刮痧的作用

（一）预防保健作用

刮痧疗法的预防保健作用包括健康保健预防与疾病防变两类。刮痧疗法作用的部位是体表皮肤，皮肤是机体暴露于外的最表浅部分，直接接触外界，且对外界气候等变化起适应与防卫作用。

刮痧的预防保健主要针对人体由于受外界天气影响，或由于饮食、劳累等因素导致的身体轻度的不适的症状，包括下肢酸痛、手足发冷、头晕头痛、食欲不振、失眠、皮肤瘙痒、目赤肿痛、视力疲劳、黑眼圈、口疮、头皮屑过多等。

（二）治疗作用

调整阴阳　　刮痧可改善和调整脏腑功能，使脏腑阴阳得到平衡。如肠蠕动亢进者，在腹部和背部等处使用刮痧手法可使亢进者受到抑制而恢复正常。反之，肠蠕动功能减退者，则可促进其蠕动恢复正常。

行气活血　　气血（通过经络系统）的传输对人体起着温煦、濡养等作用。刮痧作用于肌表，使经络通畅，气血通达，局部疼痛得以减轻或消失。如慢性腰痛、痛经、各种关节炎、颈椎病、肩周炎、胃痛等疾病都需要改善气血的运行。

活血祛瘀　　刮痧可调节肌肉的收缩和舒张，使组织间压力得到调节，以促进刮拭组织周围的血液循环，增加组织血流量，从而起到活血化瘀、祛瘀生新的作用。如瘀血导致的各种关节炎、颈椎病、关节扭伤等。

舒筋通络　　刮痧是消除疼痛和肌肉紧张、痉挛的有效方法，主要机制有：一是加强局部循环，使局部组织温度升高；二是在用刮痧板为工具配用多种手法直接刺激作用下，提高了局部组织的痛阈；三是紧张或痉挛的肌肉通过用刮痧板为工具配用多种手法作用下得以舒展，从而解除其紧张痉挛，以消除疼痛。

排除毒素　　刮痧过程（用刮法使皮肤出痧）可使血管扩张，加速体内废物、毒素排除，组织细胞得到营养，从而使血液得到净化，增加了全身抵抗力，可以减轻病情，促进康复。

穴位刮痧的作用

（一）辅助诊断作用

腧穴位于体表的不同部位，由于脏腑经络之气输注、渗灌到这些位点，因而它们都通过经络与其相应的脏腑形成了表里沟通、内外相应的功能联系。所以，每当脏腑有阴阳气血功能失调或有偏盛偏衰等病理变化时，也会在其相关的某些体表腧穴有所反映，如痧象。也表现为有关腧穴局部皮肤的感觉异常、压痛敏感度升高，或出现阳性反应物如结节、条索等变化，刮痧穴位会出现不同的反应，不同穴位不同痧象可以辅助诊断疾病。

（二）治疗作用

刮痧的近治作用

穴位刮痧能治疗本穴所在的部位或邻近器官的病症，例如刮睛明（图2-3-1）、攒竹都能治疗眼病。穴位这种近治作用具有普遍性，全身所有的穴位都有。

定位：在面部，目内眦内上方眶内侧壁凹陷中。

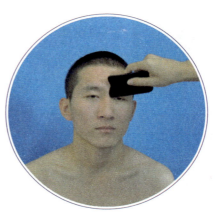

图 2-3-1　睛明穴刮痧

刮痧的远治作用

刮拭经穴，尤其是分布在十二经肘膝关节以下的穴位，也能治疗其远隔部位的病症。如合谷穴（图2-3-2）可治疗面部疾病。

定位：在手背，第1、2掌骨之间，当第2掌骨桡侧的中点处。

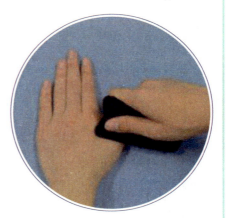

图 2-3-2　合谷穴刮痧

刮痧的双向作用

刮拭同一穴位对机体不同的病理状态，如刮拭内关穴（图2-3-3），既可治疗心动过缓，亦可治疗心动过速。

定位：当前臂掌侧，当曲泽与大陵连线上，腕横纹上2寸，掌长肌腱与桡侧腕屈肌腱之间。

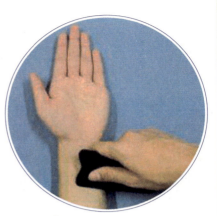

图 2-3-3 内关穴刮痧

特异作用

刮拭某些穴位有特异性的治疗作用。如刮大椎穴（图2-3-4）可退热。

大椎穴：在后正中线上，第7颈椎棘突下凹陷中。

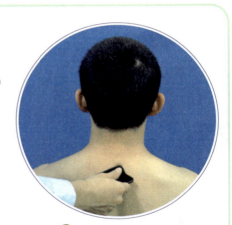

图 2-3-4 大椎穴刮痧

分经主治作用

刮拭分布在某一经脉上的穴位，可以治疗该经脏腑的病症。手太阴肺经的孔最、列缺、鱼际等穴，均可以治疗咳嗽。

在十四经穴中，有一些穴位具有特殊治疗作用，称特定穴。特定穴分为"背俞穴""原穴""募穴""络穴""郄穴""下合穴""八脉交会穴"。在此重点介绍"背俞穴"和"原穴"。

背俞穴是五脏六腑之气输注于背部的腧穴，与五脏六腑有特殊联系，分布在足太阳膀胱经距离脊柱正中 1.5 寸的两条侧线上，可以称为膀胱经背俞穴段，大体上依据脏腑在体内所处位置的高低而由上向下排列。

特定穴的作用

肺俞：改善慢性支气管炎症状；增强呼吸功能，增强肺通气量、肺活量及耗氧量，可以调节呼吸功能。靠近肺俞穴的大杼和风门也有类似作用。

心俞、厥阴俞：可治疗冠心病、多眠症等，可配合厥阴俞。

肝俞：用于胆石症、胃脘痛等。

脾俞：可治疗消化不良等。

肾俞：用于治疗肾绞痛、遗尿，改善肾功能等。

胃俞：用于慢性胃炎、胃溃疡等。

第四节　刮痧疗法的施术部位

选穴和配穴在刮痧中是十分重要的。对于病症，通过辨证分析，病因病机已明，则制定治法，选穴准确，就可直达病所，取效迅速；配穴恰当，可以加强协同作用，则可提高疗效，正如《外科精义》所说："不知穴之配合，犹如癫马乱跑，不独不能治病，且有使病机变生他种危险之状态。"

取穴特点

局部取穴

即是在选取病变部位及其附近的腧穴进行刮拭。如面颊部位的黄褐斑，可选取局部阿是穴（压痛点或其他反应点），对斑块进行刮拭，还可取斑块附近的下关、颧髎、四白等腧穴；肩周炎则可选取肩髃、肩贞、臂臑等腧穴进行刮拭。这是目前刮痧中应用较广泛的一种方法，通过局部取穴刮拭，则可令其气血平衡，病邪则可透之外出，而取得疗效。

远部取穴

即是在病变部位的远距离取穴治疗。即所谓"上有病下取之，下有病上取之"。

（1）循经取穴

即是根据病变部位所在脏腑经络，选取本经腧穴进行刮拭。如暗疮，则选取多气多血之阳明经的迎香、曲池、合谷进行刮拭治疗。又如落枕，则多选用养老穴进行刮拭，皆因其经络循引颈肩部位。

（2）异经取穴

即是病因取穴，根据病变的原因，脏腑之间、经络之间的关联，而选取腧穴。如治疗口臭，除了选取劳宫穴外，还可选取内庭穴，以消除体内积滞之食物和秽浊之气味。

（3）对症取穴

即根据病变的症状，而选取对症治疗的腧穴。如治疗荨麻疹，多选取血海、三阴交，寓有"血行风自灭"之意；并可选曲池，以清热解毒、凉血；选风市以消散风邪，共同作用之，则收效更速。

配穴原则

前后配穴

即腹背配穴或阴阳配穴。前，又为腹部，又为阴；后，又指背部，又指阳。对于患者，经过辨证以后，选取前后部位的腧穴配伍组方，进行刮拭治疗。如治疗冻疮，其主要为阳气不能温煦四末，故应前选取中脘，后选取命门。又如治疗乳房下垂，前可选取腹中、膺窗、乳根穴，后可选取天宗穴，因其前正对乳房。

上下配穴

即身体上部的腧穴和下部的腧穴，相互配伍，组合成方。如治疗酒渣鼻，既可选取上部的素髎、曲池、合谷等腧穴，又可选取下部的内庭穴。又如对于身体过于消瘦者，既可以取上部的中脘、梁门穴，又可以取下部的足三里穴。

左右配穴

此是根据经络循行过程中，在头面部进行交叉循行的特点，而选取腧穴刮拭。正如《标幽赋》所说："左有病而右畔取。"在实际刮拭过程中，既可以独取患侧腧穴，也可以健、患两侧腧穴同时选取。如治疗牙痛、面瘫、面肌痉挛、单侧上眼睑下垂等症，多选取对侧合谷穴。又如治疗粟丘疹、脂溢性皮炎、面部湿疹等，则多选用双侧合谷穴。

表里配穴

由于脏腑和经脉皆有表里关系。任何一脏都有与之相配的腑；任何一经脉都有与之相表里的经脉相配，如手太阴肺经与手阳明大肠经相表里。则在某一脏腑或经脉发生了病变，即可选取与之相表里经脉的腧穴组方配伍。如治疗乳腺增生症，既可选用肝经的太冲穴，又可选与之相表里的胆经的足临泣穴，可加强治疗效果。再如治疗足部的痛风症，既可选用足阳明胃经的解溪穴，又可选用与之相表里的足太阴脾经的阴陵泉穴。

远近配穴

即病变周围或"以痛为腧"的近部腧穴和远部腧穴配合使用。如面色萎黄，既可在面部刮拭，或重点刮拭颧髎、下关、太阳等穴，此为近部取穴；又可同时刮拭中脘、气海、足三里等穴，此为远部取穴。又如眼袋，既要选取承泣、四白等穴近取，也要同时选取水分、阴陵泉等腧穴，共同配合刮拭。

标本配穴

其配穴的宗旨是：在配穴时，既重视病变局部，更视其病变的实质，标本结合，以达治愈。如治疗白癜风时，既要刮拭阿是穴，改善其局部的气血运行，以濡养局部的皮肤以治其标；又要选择风池穴，以消风散邪，还要选取血海、三阴交，以活血化瘀，祛瘀生新，以治其本，而令色素脱失部位得到改变。又如治疗泪溢症，则多选用承泣、睛明、四白穴，用以通经络活气血，以治标；还要选择肝俞、肾俞以补益肝肾而治本。

第五节　刮痧的痧象

痧色

（1）寒证

青色为风，侵犯到皮肤，皮肤易过敏。

紫色为寒，侵犯到关节浅筋膜（连结骨骼）。

黑色为湿，侵犯到滑囊。

（2）热证

燥，浅红，侵犯到肺、心、胃。

火，片红，侵犯到肺、心、胃、肝。

暑，大红，侵犯到肺、心、胃、肝，伴有头晕。

痧象示例

（1）实证：痧色紫暗、片状（图2-5-1）。

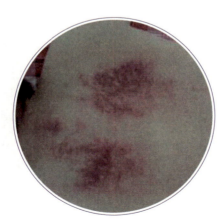

图 2-5-1　实证痧象

（2）虚证：痧色淡暗，点状（图2-5-2）。

（3）久虚咳嗽：痧色淡暗，片状，集中在肺俞（图2-5-3）。

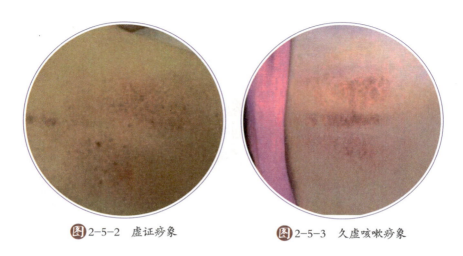

图2-5-2　虚证痧象　　　　　　　　图2-5-3　久虚咳嗽痧象

刮痧疗法
的工具有刮痧器具和刮痧介
质，两者又分为传统工具和新型改
良工具，传统器具包括角质刮痧板、玉质
刮痧板、石质刮痧板等，而传统刮痧介质有
水、油剂、中药煎剂等。新型改良器具有树脂类
刮痧板、硅胶类刮痧板，新型刮痧介质有刮痧油、
B 超黏合剂等。在刮痧前需要选择适宜的环境，
合适的刮痧板和刮痧介质、舒适的体位并进行
相关的消毒，施术过程相对简单易掌握，施
术后穴位局部擦拭干净。但在刮痧前务
必明确适应证和禁忌证，以及晕
刮的处理。

技法篇

关键词

○ 工具
○ 体位
○ 消毒
○ 适应证
○ 注意事项
○ 禁忌

常用工具

刮痧所使用工具的材质不固定，样式多样，许多日常用具均可以作为刮痧工具使用。刮痧工具有刮痧器具和刮痧介质。传统的刮痧工具和新型改良工具也有所不同。传统刮痧工具取材方便，但种类繁多，缺乏统一标准，尤其刮痧介质缺乏规范，不适合普通大众的选用。新型刮痧工具购买方便，刮痧介质使用安全，有利于提高临床疗效。

第一节 传统工具

传统的刮痧工具分为刮痧器具和刮痧介质。其中刮痧器具样式各异，分为角质刮痧板、玉质刮痧板、石质刮痧板、木质刮痧板和其他类型的刮痧板。刮痧介质也多种多样，如水、油剂、中药煎剂、酒类、膏剂等。

器具

（一）角质刮痧板

角质刮痧板有水牛角（图3-1-1）、羊角。因为牛角和羊角本身就是中药，具有清热凉血、行气活血、安神定惊的作用，因此采用角质刮痧板能够加强在这方面的治疗作用。

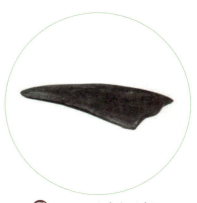

图3-1-1 水牛角刮痧板

（二）玉质刮痧板

玉质刮痧板（图3-1-2）是采用玉石加工而成，因为玉还有多种微量元素，同时与人体接触产生电磁场，因此具有养颜润肤、祛斑美容的作用。

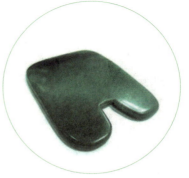

图3-1-2 玉石刮痧板

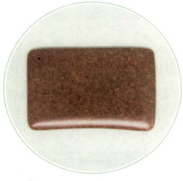

图3-1-3 泗水砭石刮痧板

（三）石质刮痧板

石质刮痧板多采用木鱼石、砭石制成。其中砭石具有特殊治疗作用，对于人体具有很好保健和治疗作用，尤以泗滨砭石为佳（图3-1-3）。

（四）木质刮痧板

木质刮痧板多由沉香、檀香（图3-1-4）、嫩竹等制成。具有芳香化湿、行气止痛、理气和胃的作用。

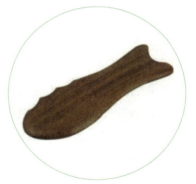

图3-1-4 檀香木刮痧板

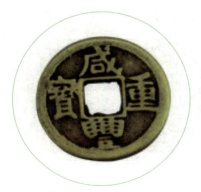

图3-1-5 铜钱刮痧板

（五）其他

刮痧板还可以用铜钱（图3-1-5）、银元、汤勺、苎麻粗纤维、蚌壳等制成。但现在已经很少使用。现在常用的还有硬币，用于一些风寒表证效果显著。

介质

刮痧介质是指为减少阻力，减轻患者疼痛，同时加强治疗效果，涂抹在刮痧部位的润滑剂。传统的刮痧介质分为水、油剂、中药煎剂、酒类、膏剂等。

1. 水

生活中的自来水、饮用水都可，最好还是温开水，避免刮痧过程中，凉水的寒气进入体内。

2. 油剂

生活中植物油和食用油皆可，如芝麻油、花生油、菜籽油、色拉油、橄榄油等。一般还是以芝麻油和橄榄油最佳，因为芝麻油具有清热解毒、活血通络的作用，而橄榄油具有活血通络、养颜美容的作用。

3. 中药煎剂

根据中医辨证论治的思想，根据患者的证型，配用不同中药煎煮，取其药水作为刮痧介质。如风寒证，选用麻黄、桂枝、羌活等；风热证，选用薄荷、防风、桑叶等；血瘀证，选用桃仁、红花、威灵仙等。

4. 酒剂

酒剂是指用白酒（高粱酒、米酒、玉米酒等）或者根据患者体质病证而配的药酒作为刮痧介质。具有疏通经络、温经散寒、祛除病邪的作用。

5. 膏剂

指用中药加工而成的软膏状的刮痧介质，如活血化瘀膏之类的。根据患者的不同情况，可以制作不同的膏剂。

本书选用常用的刮痧工具：水牛角刮痧板、专用刮痧油（图 3-1-6）。

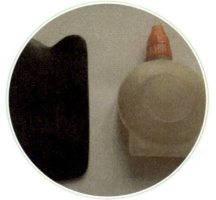

图 3-1-6　水牛角刮痧板、专用刮痧油

第二节 新型改良工具

新型改良工具在刮痧器具和刮痧介质都进行了改动和提高。现在新型的刮痧器具主要有树脂刮痧板、硅胶刮痧板、磁疗刮痧板，并且制作成各种形状，便于全身各个部位的刮拭，如梳状、角状、勺状、长方形、三角形等。而刮痧介质也进行了改良，有专用的刮痧油、刮痧润肤乳、B超黏合剂等。

新型器具

1. 树脂刮痧板

树脂刮痧板（图3-2-1）是用树脂合成而来，具有抗摔、不易损坏的特点，并且根据刮痧部位需要，目前市场上已经制作出多种性状的树脂刮痧板，方便使用，同时因为化学性质稳定，没有偏性，不会产生任何化学作用，适合寒热虚实各种病证的刮痧。

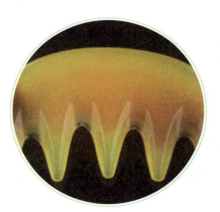

图 3-2-1　树脂刮痧板

2. 硅胶刮痧板

硅胶刮痧板（图3-2-2）是由硅胶制成，具有光滑好用、不易损坏特点，由于硅胶化学性质稳定，不会产生副作用，同时不具有偏性，可以用于多种病证刮痧。同时因为其质地柔软，适合怕疼的人刮痧；也可以用于拍痧，其刺激量小，不易损伤皮肤。

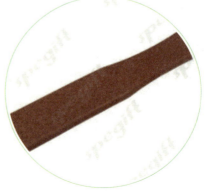

图 3-2-2　硅胶刮痧板

3. 磁石刮痧板

磁石刮痧板（图 3-2-3）是将磁疗技术融入刮痧疗法，磁疗具有疏通经络、消炎止痛等独特治疗作用，二者结合，可以提高临床治疗效果。

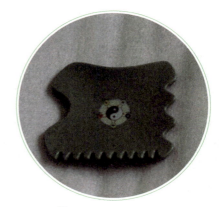

图 3-2-3　磁疗刮痧板

新型介质

新型刮痧介质，使用现代提取技术，具有干净舒适、疗效好、无毒副作用的特点。常用的新型刮痧介质有专用的刮痧油刮痧润肤乳、B 超黏合剂等。

1. 专用刮痧油

专用刮痧油是由红花、樟脑等植物油制成，具有清热解毒、疏通经络、活血化瘀的作用。但因为其有颜色，容易弄脏衣物。

2. 刮痧乳

有的刮痧乳含有多种天然植物提取物、维生素 E、鲜芦荟汁等，该种刮痧润肤乳具有改善血液循环、促进新陈代谢、润滑人体皮肤的作用。有的刮痧乳是由乳香、没药等中草药制成的按摩乳，这种刮痧乳具有活血化瘀、通络止痛作用。

3. B 超黏合剂

B 超黏合剂的主要成分有淀粉、水、硼砂等，安全无毒副作用，同时不具有寒热偏性，可用于多种病证，易于擦拭，不会弄脏衣服，易被患者接受。

第四章

技术操作

刮痧操作相对其他中医疗法比较简单，但是也有自己特有的操作要求和手法，在刮痧前，必须充好充分准备，比如工具、部位、体位等的选择。在刮痧过程中，选择恰当的穴位、经络和刮痧手法，其中如扯痧法、拍痧法、角刮法、点按法等。在临床过程中，不断体会总结各种手法的特点，从而根据不同部位、不同病症、不同体质，选择适合的刮痧手法，从而提高临床疗效。

第一节　施术前的准备

1. 工具选择

根据病情需要和操作部位选择不同的刮痧器具和刮痧介质。尤其注意刮痧介质要适合患者病情，不要犯了寒热虚实之戒，在无法准确辨别患者疾病证型时，可以选用通用的 B 超黏合剂或专用刮痧油，避免加重患者病情。

2. 部位选择

根据病情选取适当的施术部位。

3. 体位选择

选择患者舒适、医者便于操作的施术体位。

4. 环境要求

应注意环境清洁卫生，避免污染。同时注意保暖避风，避免加重患者病情。

5.消毒

（1）刮痧器具消毒：用75%乙醇对刮痧板进行消毒。

（2）部位消毒：在刮拭部位用75%乙醇或碘伏进行消毒。

（3）医者消毒：医者双手应用肥皂水清洗干净再用75%乙醇擦拭。

第二节　施术方法

以刮痧板的薄边、厚边和棱角在人体皮肤上进行直行或横行反复刮拭的方法称为刮法。

操作种类

刮痧的方法多种多样，根据操作种类可分为：持具操作和徒手操作，持具操作分为直接刮法和间接刮法。

1.持具操作

直接刮法

直接刮法（图4-2-1）是指在施术部位涂上刮痧介质后，用刮痧工具直接接触患者皮肤，在体表的特定部位反复进行刮拭，至皮下呈现痧痕为止。

合谷穴：在手背，第1、2掌骨之间，当第2掌骨桡侧的中点处。

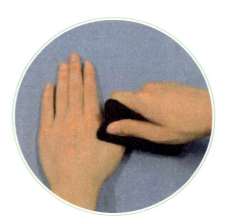

图4-2-1　合谷穴直接刮法

间接刮法

间接刮法是指先在病人将要刮拭的部位放一层薄布，然后再用刮拭工具在布上刮拭，称为间接刮法。此法可保护皮肤，适用于儿童、年老体弱、高热、中枢神经系统感染、抽搐、某些皮肤病患者。

2. 徒手操作

徒手操作包括揪痧法、扯痧法、挤痧法、拍痧法。

揪痧法

揪痧法（图4-2-2）是指在施术部位涂上刮痧介质后，然后施术者五指屈曲，用自己食、中指的第二指节对准施术部位，把皮肤与肌肉揪起，然后瞬间用力向外滑动再松开，这样一揪一放，反复进行，并连续发出"巴巴"声响。在同一部位可连续操作6~7遍，这时被揪起部位的皮肤就会出现痧点。适用于印堂穴。

定位：在额部，当两眉头之中间。

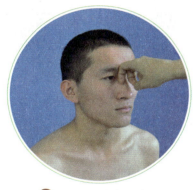

图4-2-2　印堂揪痧法

扯痧法

扯痧法（图4-2-3）是指扯痧疗法是医者用自己的食指、大拇指提扯病者的皮肤和（或）一定的部位，使表浅的皮肤和部位出现紫红色或暗红色的痧点。此法主要应用于头部、颈项、背部、面部，如太阳穴。

定位：正坐或侧伏坐位，在颞部，当眉梢与目外眦之间，向后约1横指的凹陷处。

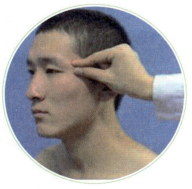

图4-2-3　太阳穴扯痧法

🌀 挤痧法

挤痧法（图4-2-4）是指医者用大拇指和食指在施术部位用力挤压，连续挤出片状或块状紫红痧斑为止。如大椎。

定位：在后正中线上，第7颈椎棘突下凹陷中。

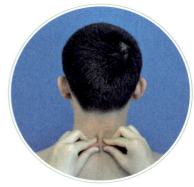

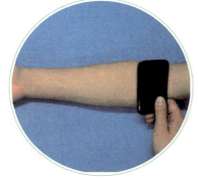

图 4-2-4　大椎穴挤痧法

🌀 拍痧法

拍痧法（图4-2-5）是指用虚掌拍打或用刮痧板拍打体表施术部位，一般选择痛痒、胀麻处作为施术部位。如上肢肘窝。

图 4-2-5　肘窝拍痧法

操作技巧

根据操作技巧可分为面刮法、角刮法、点按法、拍打法、按揉法、疏理经气法。

1. 面刮法

面刮法（图4-2-6）是指用手持刮痧板，刮拭时用刮板的1/3边缘接触皮肤，刮板向刮拭的方向倾斜30°~60°，以45°角应用最为广泛，利用腕力多次向同一方向刮拭，有一定的刮拭长度。适用于身体比较平坦部位的经络、穴位。

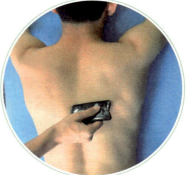

图 4-2-6　背部面刮法

2. 角刮法

角刮法（图4-2-7）是指用刮痧板角部在穴位上自上而下刮拭，刮痧板与刮拭皮肤呈45°角倾斜。多用于肩髃穴。

肩髃： 在肩部，三角肌上，臂外展，或向前平伸时，当肩峰前下方凹陷处。

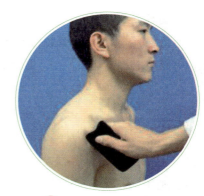

图4-2-7　肩髃穴角刮法

3. 点按法

点按法是指用刮板角与穴位呈90°角垂直，由轻到重，逐渐加力。片刻后猛然抬起，使肌肉复原，多次重复，手法连贯。适用于无骨骼的软组织处和骨骼凹陷部位，如肩髃穴。

4. 拍打法

拍打法（图4-2-8）是用刮板一端的平面拍打体表部位的经穴。多用于四肢特别是肘窝和膝窝部位。

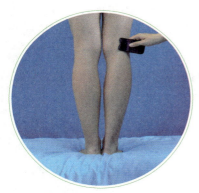

图4-2-8　腘窝拍打法

5. 按揉法

按揉法（图4-2-9）是指用刮板角20°倾斜按压在穴位上，作柔和的旋转运动，刮板角平面始终不离开所接触的皮肤，速度较慢，按揉力度应深透至皮下组织或肌肉。常用于对脏腑有强壮作用的穴位，如合谷穴、足三里穴、内关穴以及项背腰部全息穴区的痛点。

内关： 在前臂掌侧，腕横纹上2寸，掌长肌腱与桡侧腕屈肌腱之间。

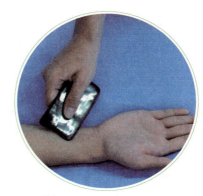

图4-2-9　内关穴按揉法

6. 疏理经气法

疏理经气法是指按经络走向，用刮板自下而上或自上而下循经刮拭，平稳和缓，连续不断。一次刮拭面宜长，一般从肘膝关节部位刮至指趾尖。

补泻手法

根据手法可分为补法、泻法和平补平泻法。"虚者补之，实者泻之"，这是中医治疗的基本法则之一。"补"和"泻"是两种作用相反，但又相互联系的施治方法。它们共同的目的都是调节阴阳平衡、增强人体正气。所以，补与泻之间是对立统一的关系。

从表面上看，刮痧疗法虽无直接补泻物质进入或排出机体，但依靠手法在体表一定部位的刺激，可起到促进机体功能或抑制其亢进的作用，这些作用的本质亦属于补与泻的范畴。

刮痧疗法的补泻作用，取决于操作力量的轻重、速度的急缓、时间的长短、刮拭的方向以及作用的部位等诸多因素，而上述工作的完成，都是依靠手法的技巧来实现的。

一般来说，凡刺激时间短、作用浅，对皮肤、肌肉、细胞有兴奋作用的手法称为"补法"；凡刺激时间长、作用较深，对皮肤、肌肉组织有抑制作用的手法称为"泻法"。

凡作用时间较长的轻刺激刮法，能兴奋脏器的生理功能，谓之"补法"；作用时间较短的重刺激刮法，能抑制脏器的生理功能，谓之"泻法"。

凡操作速度较慢的称为"补法"；操作速度较快的称为"泻法"。

补法临床多用于年老、体弱、久病、重病或形体瘦弱等虚证患者。泻法临床多用于年轻、体壮、初发病、急病或形体壮实等实证患者。

介于"补法"与"泻法"二者之间的称为"平补平泻"。有三种刮拭手法。第一种为按压力大，速度慢；第二种为按压力小，速度快；第三种为按压力中等，速度适中。平补平泻刮拭法常用于正常人的保健或虚实夹杂证的治疗。

按部位施术

根据刮痧部位分成穴位刮痧、经络刮痧。

1. 穴位刮痧方法

刮痧刺激相应腧穴，可以疏通经络，调节脏腑气血，达到治病的目的。腧穴不仅能治疗该穴所在部位及邻近组织、器官的局部病证，而且能治疗本经循行所及的远隔部位的组织、器官、脏腑的病证。此外，某些腧穴还有特殊的治疗作用，可专治某病。因此穴位刮痧可以起到治病、保健的作用。

穴位刮痧操作方法：

（1）在穴位处涂适量刮痧油。

（2）手持刮痧板的一面或一角，使刮痧板与皮肤成45°度角在穴位处由上向下刮拭。

（3）刮痧速度要适中，所用压力平稳、均匀。

（4）保健以皮肤潮红为度。每穴10分钟，每日1~2次。

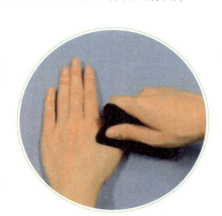

图4-2-10　合谷刮痧法

（5）每次刮治10分钟，每日1次，连续10天为一个疗程。连续治疗3天没有效果，请及时就医。

2. 经络刮痧方法

经络内属于脏腑，外络于肢节，沟通脏腑与体表、肌肉、筋骨、四肢百骸之间等一切器官、组织，形成纵横交错的罗网，犹如自然界纵横交错的河流一样联结在一起，成为一个相互关联的统一整体。所以经络有"运行气血、联络脏腑、沟通内外、贯穿上下"的作用，使人体各部的活动和整个机体都保持协调。

经络刮痧操作方法：

（1）在经络所过的皮肤处涂适量刮痧油。

（2）手持刮痧板的一面或一角，使刮痧板与皮肤成45°度角在经络线上由上向

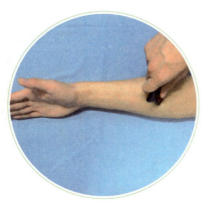

图4-2-11　经络刮痧

下刮拭。

（3）刮痧速度要适中，所用压力平稳、均匀。

（4）保健以皮肤潮红为度。循经从上而下刮治 10 分钟，每日 1~2 次。

（5）每次刮治 10 分钟，每日 1 次，连续 10 天为一个疗程。连续治疗 3 天没有效果，请及时就医。

第三节　施术后处理与局部护理

刮痧后一般不需作特殊处理。常规只需要用干净的毛巾或者消毒后的棉花将刮痧部位的刮痧介质擦拭干净即可。若是用润肤乳或者按摩乳刮痧，则用手掌快速来回直线擦动，让润肤乳或者按摩乳充分吸收即可，同时也能增强疗效。刮痧之后，让患者饮用 500ml~2L 的温开水（最好为淡糖盐水，与口腔温度相当），休息 15 分钟左右即可离开。

如果有些患者出痧特别多，且紫黑或者紫红，最好可以能够在痧点特别多的地方刺血，将痧毒排出，利于身体康复。临床常用梅花针、采血针、三棱针等刺血，并在上面进行拔罐。留罐 5~10 分钟后，起罐，擦拭干净，并在刺血处消毒。嘱咐患者在 24 小时之内不能洗澡，注意不要让水接触刮痧处，同时避风寒。也要注意以下三点：

（1）一般用细小的针具在痧象明显处或者特定穴位做点刺法、散刺法，皮肤伤口小，出血量也少，数滴或数十滴，挤净血后，用无菌干棉球或棉签擦拭或按压即可，伤处可不做其他处理。

（2）用较粗大的针具在痧象明显处或者特定穴位做刺络法，或点刺法、散刺法，由于伤口较大，出血量也多，血止后用无菌干棉团或无菌纱布按压针孔处数分钟，再用创可贴或无菌敷料覆盖伤处。

（3）凡被污染的针具、器皿、棉球、纱布、手套等均应严格按照国家相关标准进行清洗、消毒、集中存放并做无害化处理。

第五章

宜忌

中医的每一种疗法都有自己治疗作用。刮痧疗法也具有自己的独特效果。在各类痛症、皮肤美容等方面具有显著效果。但刮痧并非是万能的，在某些疾病中，可以以刮痧疗法为主，再配合其他疗法，在另一些疾病中，刮痧只能作为一种辅助治疗。在临床施术中，要务必明确注意事项和禁忌证，同时学会处理晕刮情形。

第一节　注意事项

刮痧时应避风和注意保暖

治疗刮痧时应避风，注意保暖。室温较低时应尽量减少暴露部位，夏季高温时不可在电扇处或有对流风处刮痧。因刮痧时皮肤汗孔开泄，如遇风寒之邪，邪气可通过开泄的毛孔直接入里，不但影响刮痧的疗效，还会因感受风寒引发新的疾病。

刮痧后饮热水一杯

治疗刮痧使汗孔开泄，邪气外排，要消耗部分体内的津液，刮痧后饮热水一杯，不但可以补充消耗部分，还能促进新陈代谢，加速代谢产物的排出。

刮痧后洗浴的时间

痧后，为避免风寒之邪侵袭，须待皮肤毛孔闭合恢复原状后，方可洗浴，一般约 3 小时左右。但在洗浴过程中，水渍未干时，可以刮痧。因洗浴时毛孔微微开泄，此时刮痧用时少，效果显著，但应注意保暖。

第二节　禁忌证及晕刮防治

刮痧手法简便，操作比较安全。但是刮痧的方向、次序、手法、强度、时间等都是非常有讲究的，如果操作不规范就可能出现病情加重、甚至死亡的情况。

禁忌证

（1）有严重心脑血管疾病、肝肾功能不全、全身浮肿者。刮痧会使人皮下充血，促进血液循环，增加心肺、肝肾的负担，加重患者病情，甚至危及生命。

（2）孕妇的腹部、腰骶部禁用刮痧，否则会引起流产。

（3）凡体表有疖肿、破溃、疮痈、斑疹和不明原因包块处禁止刮痧，否则会导致创口的感染和扩散。

（4）急性扭伤、创伤的疼痛部位或骨折部位禁止刮痧，因为刮痧会加重伤口处的出血。

（5）接触性皮肤病传染者忌用刮痧，否则很容易将疾病传染给他人。

（6）有出血倾向者，如糖尿病晚期、严重贫血、白血病、再生障碍性贫血和血小板减少患者不要刮痧，因为这类患者在刮痧时所产生的皮下出血不易被吸收。

（7）过度饥饱、过度疲劳、醉酒者不可接受重力、大面积刮痧，否则会引起虚脱。

（8）眼睛、口唇、舌体、耳孔、鼻孔、乳头、肚脐等部位禁止刮痧，因为刮痧会使这些黏膜部位充血，受伤甚至溃烂。

（9）久病年老、极度虚弱、消瘦者需慎刮。

（10）精神病患者禁用刮痧法，否则会刺激这类患者发病。

晕刮的防治

晕刮，即在治疗刮痧过程中出现的晕厥现象。刮痧法虽然安全、无副作用，但个别患者有时因其本身在某个时刻不具备接受治疗刮痧的条件，或治疗刮痧时操作者的刮拭手法不当、刮拭时间过长，则会出现晕刮现象。

1. 晕刮的原因

（1）患者对治疗刮痧缺乏了解，精神过度紧张或对疼痛特别敏感。

（2）空腹、熬夜及过度疲劳者。

（3）刮拭手法不当。

（4）刮拭部位过多，时间过长，超过 20 分钟者。

2. 晕刮的症状

发生晕刮时，轻者出现精神疲倦、头晕目眩、面色苍白、恶心欲吐、出冷汗、心慌、四肢发凉，重者血压下降，神志昏迷。

3. 晕刮的治疗

应立即停止原来的治疗刮痧。抚慰患者勿紧张，帮助其平卧（必须平卧，否则恢复很慢），注意保暖，饮温开水或糖水。马上拿起刮板用角部点按人中穴，力量宜轻，避免重力点按后局部水肿。刮百会穴和涌泉穴，患者病情好转后，继续刮内关、足三里。采取以上措施后，晕刮可立即缓解。

4. 晕刮的预防

（1）选择舒适的体位。

（2）空腹、过度疲劳、熬夜后不宜用治疗刮痧法。

（3）体质虚弱、出汗、吐泻过多、失血过多等虚证，应慎刮。

（4）治疗刮痧部位宜少而精，掌握好刮痧时间，不超过20分钟。

（5）当夏季室温过高时，患者出汗过多，加之刮痧时汗孔开泄，体力消耗，易出现疲劳，因此更应严格控制刮拭时间。

刮痧

作用部位表浅，能够充
分发挥营卫之气的作用。这种
作用于经络腧穴的良性刺激具有祛
风解表、清热解毒、舒筋通络、活血祛
瘀、行气止痛等功效。刮痧又因其简便
廉验的特点而被广泛应用。本篇将对刮
痧疗法所涉及的各种病症进行阐述，
包括单穴刮痧、对症刮痧（内科、
妇科、儿科、五官科、皮
肤科）等。

临床篇

关键词

○ 病证

○ 单穴

○ 处方

○ 操作

第六章

单穴刮痧巧治病

腧穴是人体脏腑经络气血输注、留止和出入的特殊部位,《灵枢·九针十二原》称其为"神气之所游行出入也,非皮肉筋骨也",说明穴位并非孤立于体表的点,而是与深部的组织器官密切相关。"腧"通"输",有输通之意,即穴位既可由内向外反映病痛,又可由外向内,接受刺激治疗疾病。因而单穴刮痧,常具有操作方便、效果显著的特点。当然,临床应用时需明确每个穴位的最佳适应证,取穴精当,才能做到"一穴灵"。

第一节　头项部穴位

迎香——祛除鼻病

◎ **穴义**

迎香(图6-1-1),属于手阳明大肠经。迎:遇,逢;香:芳香之味。本穴居于鼻旁,当嗅觉之冲,故名"迎香"。本穴治鼻病及嗅觉不敏,极为有效。《圣惠方》云:"鼻息不闻香臭,偏风面痒及面浮肿。"

◎ **刮治作用**

1.各种鼻病:治疗感冒鼻塞,流鼻涕,打喷嚏,嗅觉减退,急、慢性鼻炎，过敏性鼻炎，鼻疮，鼻息肉，鼻头红肿。此穴位于鼻旁，通利鼻窍，清热散风，对缓解鼻部不适有很好的效果。长期按压刮治此穴，对慢性鼻炎有很好的防治作用。

2. 面部疾病：治疗面瘫引起的鼻唇沟消失、口㖞。

迎香：在鼻翼外缘中点旁，当鼻唇沟中。一手轻握拳，食指伸直，食指指尖贴于鼻翼旁边，指尖下鼻唇沟中即为此穴。

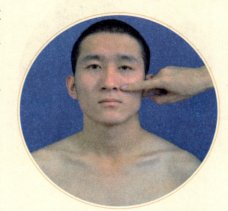

图6-1-1 迎香

🏵 刮治疗程

1. 每次 10 分钟，每日 1 次，连续 10 天为一个疗程。连续治疗 3 天没有效果，请及时就医。

2. 慢性鼻炎可长期刮痧保健，每次 3~5 分钟，每日 1 次。

🏵 贴心提示

此穴位于面部鼻旁，刮治请注意手法应轻柔缓和，幅度、力度不可过大，以免损伤鼻内软骨和血管。

太阳——擦亮心灵之窗

🏵 穴义

太阳，属于经外奇穴，因位于太阳部位而命名。本穴居于头颅要害部位，有古籍记载：太阳穴一经点中"轻则昏厥，重则殒命"。西医学证明，打击太阳穴，可使人致死或造成脑震荡使人意识丧失。太阳穴是常用的经外奇穴之一，是治疗头面部阳热实证的常用穴。

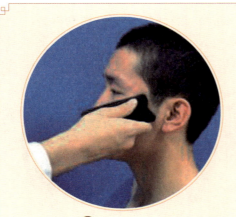

太阳：正坐或侧伏坐位，在颞部，当眉梢与目外眦之间，向后约1横指的凹陷处。在头颞部，于眉梢与外眼角之间，外眼角外方，外侧眼眶上凹陷处即为此穴。

图 6-1-2　太阳

◉ 刮治作用

1. 各种目疾：有明目、缓解视疲劳作用，治疗目赤肿痛，视物模糊，结膜炎。本穴居于眼睛附近，作为临近局部选穴，治疗目疾，功效显著。

2. 头面部疾病：对头痛、齿痛有一定疗效。

◉ 刮治疗程

1. 治目疾、头痛、齿痛，每次 10 分钟，每日 1 次，连续 10 天为一个疗程。连续治疗 3 天没有效果，请及时就医。

2. 长期刮痧保健有明目之效，也可预防近视，每次 3~5 分钟，每日 1 次。

百会——激发正气

◉ 穴义

百会（图 6-1-3），属于督脉。百：百脉，百骸，形容多；会：朝会。本穴居头部巅顶正中，为一身之最高，百脉百骸皆仰望朝会，为诸阳之首，故名百会。本穴是督脉与三阳经之所会，是治疗头部疾患及气虚下陷证之常用穴。

百会：在头部，当前发际正中直上 5 寸，或两耳尖连线的中点处。在头顶部正中，头部的正中线与两耳尖连线的交点处即为此穴。

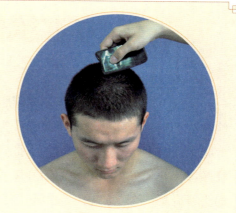

图 6-1-3　百会

🔆 刮治作用

1. 清头散风：治疗感冒发热头痛、鼻塞，各种偏正头痛、急慢性头痛、眩晕。

2. 醒神开窍：治疗失眠、健忘、中风失语、耳鸣、耳聋。

3. 激发正气：升阳固脱，治疗脱肛、久泻久痢、子宫脱垂、胃下垂、疝气、虚喘。

🔆 刮治疗程

1. 治头面疾病每次 10 分钟，每日 1 次，连续 10 天为一个疗程。连续治疗 3 天没有效果，请及时就医。

2. 长期头痛、脏器下垂、正气下陷，可长期刮痧保健，每次 3~5 分钟，每日 1 次。

🔆 贴心提示

百会配四神聪（四神聪：头顶部，当百会前后左右各 1 寸，共四个穴位），治疗头痛、眩晕、失眠、健忘。应当注意的是，百会对此类疾病的调节作用是双向的，弱刺激量有安神作用，强刺激量则有兴奋作用，请注意酌情刮治。

风池——祛风止头痛

✿ 穴义

风池（图6-1-4），属于足少阳胆经。风：指此穴为风邪入脑之冲；池：喻水流汇贮之处。此穴位于脑后，为风邪犯人停聚之处，故曰"风池"。此穴治症颇多，凡属外感风邪、内动肝风所致的头项诸痛，俱可取之，为祛风要穴。

> 风池：在项部，当枕骨之下，与风府相平，胸锁乳突肌与斜方肌上端之间的凹陷处。在项部，以拇指、食指从枕骨粗隆向下推按，至胸锁乳突肌与斜方肌上端之间的凹陷处，平枕骨下缘处即为此穴。

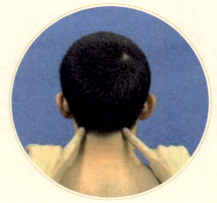

图6-1-4 风池

✿ 刮治作用

1. 疏风解表：治疗感冒发热头痛，颈项僵痛，眩晕，头痛怕风等疾病。

2. 平肝熄风：治疗头痛，眩晕，癫痫，失眠，顽固性头痛，各种偏正头痛，对中风有一定防治作用。

3. 清利头目，聪耳明目：治疗目赤肿痛，视物模糊，迎风流泪，耳鸣，耳聋，鼻塞，鼻炎。

✿ 刮治疗程

1. 刮治外感疾病、头面不适，每次10分钟，每日1次，连续10天为一个疗程。连续治疗3天没有效果，请及时就医。

2. 顽固性头痛可长期刮痧保健，每次3~5分钟，每日1次。

✿ 贴心提示

外出受风即将感冒之时，可在风池穴刮治，或重按风池穴，能祛风解表，避免感冒。

大椎——退烧要穴

穴义

大椎（图 6-1-5），属于督脉。在第 7 颈椎下，第 7 颈椎为颈椎之最大者，为诸椎之长，本穴在第 7 颈椎之下，因名大椎。《甲乙经》云："三阳经、督脉之会。"本穴是治疗外感发热、疟疾和诸阳经病变的常用穴。

大椎：在后正中线上，第 7 颈椎棘突下凹陷中。略低头，颈部后正中线上，最突起处即为第 7 颈椎棘突，或令患者转动颈部，随之而动的是棘突为第 7 颈椎棘突，其下方凹陷中即为此穴。

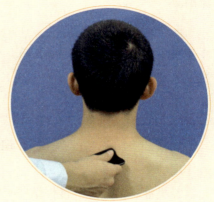

图 6-1-5　大椎

刮治作用

1. 外感疾病：对感冒发烧有很好的效果，治疗疟疾、咳嗽、气喘、风疹。

2. 退热效穴：对发烧 38.5℃以下退烧效果很好。

3. 颈椎病：缓解肩背疼痛、颈项僵直。

刮治疗程

1. 治疗外感疾病、发热，每次 10 分钟，每日 1 次，连续 10 天为一个疗程。连续治疗 3 天没有效果，请及时就医。

2. 颈椎病可长期刮痧保健，每次 3~5 分钟，每日 1 次。

睛明——护眼明止要穴

穴义

睛明（图 6-1-6），属于足太阳膀胱经。睛，眼睛。明，光明之意。睛明则指眼睛接受膀胱经的气血而变得光明。《甲乙经》："手足太阳、足阳明之会。"穴在目内眦，善能明目，主要应用于治疗眼部疾病，如目赤肿痛、迎风流泪。

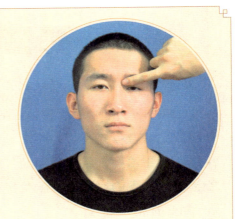

图6-1-6　睛明

睛明：在面部，目内眦内上方眶内侧壁凹陷中。正坐仰靠或仰卧，在内眼角稍上方凹陷中，按之酸痛明显处。

◎ 刮治作用

1.眼部疾病：对目赤肿痛、迎风流泪、目视不明、近视、夜盲等均有缓解作用。

2.炎症：治疗急、慢性结膜炎，泪囊炎，角膜炎，视神经炎。

◎ 刮治疗程

1.每次 3~5 分钟，每日 1 次，连续 10 天为一个疗程。

2.可长期刮痧保健，每次 3~5 分钟，每日 1 次。

◎ 贴心提示

眼部穴位周围皮肤较薄，刮痧时应轻柔，以防刮伤眼睛。用刮痧板角部点按效果更佳。

攒竹——眼周无疾扰

◎ 穴义

攒竹（图6-1-7），属足太阳膀胱经。攒：聚集也；竹，山林之竹也。攒竹意为由本穴上行的水湿之气量小如同捆扎聚集的竹竿小头一般。《针灸甲乙经》：

"头风痛，鼻衄，眉头痛，泣出，善嚏。"本穴是治疗外感头痛、近视、面瘫的常用穴位。

> 攒竹：在面部，当眉头陷中，眶上切迹处。在面部，于眉毛内侧边缘凹陷处。

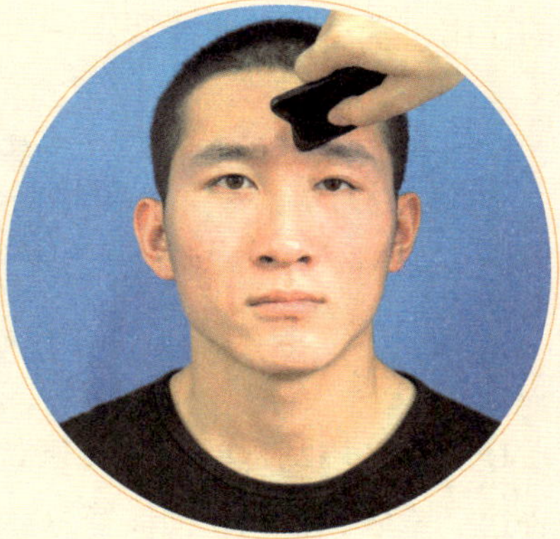

图 6-1-7　攒竹

◎ 刮治作用

1. 外感头痛，眉棱骨痛：此穴可散风清热，对感冒引起的头痛效果很好。

2. 目疾：对目视不明、目赤肿痛、眼睑瞤动、眼睑下垂等有缓解作用。

3. 面瘫：为治疗面瘫的常用穴。

◎ 刮治疗程

1. 治外感疾病、头痛，每次 10 分钟，每日 1 次，连续 10 天为一个疗程。连续治疗 3 天没有效果，请及时就医。

2. 眼疾可长期刮痧保健，每次 3~5 分钟，每日 1 次。

◎ 贴心提示

眼部穴位周围皮肤较薄，刮痧时应轻柔，以防刮伤眼睛。用刮痧板角部点按此穴效果更佳。

人中——急救此穴妙

◎ 穴义

人中（图 6-1-8），别名水沟，属督脉。此穴在鼻柱下人中，因喻穴处犹如涕水之沟渠，故名。《甲乙经》："督脉、手、足阳明之会。"具有醒脑开窍的作用，常用作急救要穴。

人中：在面部，位于鼻下，上嘴唇沟的上 1/3 与下 2/3 交界处。

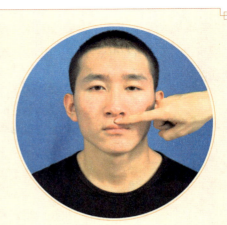

图 6-1-8 人中

◎ 刮治作用

1. 急救：用刮板的角部点按，可急救昏迷、晕厥、中风、抽搐等急症。
2. 口鼻病：可有效缓解鼻塞、齿痛、牙关紧闭等。
3. 治疗急性腰扭伤。
4. 治疗消渴，黄疸，遍身水肿。

◎ 刮治疗程

1. 每次 10 分钟，每日 1 次，连续 10 天为一个疗程。
2. 眼疾可长期刮痧保健，每次 3~5 分钟，每日 1 次。

◎ 贴心提示

上唇周围皮肤较薄，刮痧时应轻柔。用刮板角部点按此穴效果更佳。

上星——清热通鼻

◎ 穴义

上星（图 6-1-9），属督脉。上：上行也；星：指穴内的上行气血如星点般细小也。该穴名意指督脉气血在此吸热后缓慢上蒸升。本穴可散风清热，主治头痛、热病等。

上星：在头部，前发际正中直上1寸。前发际中央直上1横指处。

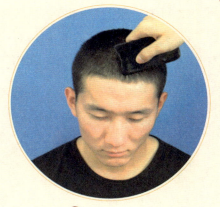

图6-1-9　上星

◈ 刮治作用

1. 清头散风，熄风清热：对目痛、头痛、眩晕、癫狂、热病疗效较佳。

2. 宁神通鼻：对鼻渊、鼻衄有作用。

◈ 刮治疗程

1. 治外感疾病、发热，每次10分钟，每日1次，连续10天为一个疗程。连续治疗3天没有效果，请及时就医。

2. 可长期刮痧保健，每次3~5分钟，每日1次。

◈ 贴心提示

1. 配百会、合谷治头风；配迎香、素髎、合谷治鼻出血、鼻炎；配肝俞治目赤、目痛、目痒等。

2. 上星配百会、囟会、承光，有清热利窍的作用，主治鼻塞不闻香臭、头痛。

3. 上星配合谷、足三里，有疏风清热、健脾化痰的作用，主治鼻渊、眩晕。

4. 上星配肝俞，有散风清热、疏肝明目的作用，主治目泪出、多眵。

印堂——头面之疾不可少

◈ 穴义

印堂（图6-1-10），属督脉。印：泛指图章；堂：庭堂。古代指额部两眉头之间为"阙"，星相家称印堂，因穴位于此处，故名。本穴具有明目通鼻、疏风清热的作用，常用于头痛、鼻衄等。

印堂：在额部，当两眉头中间。

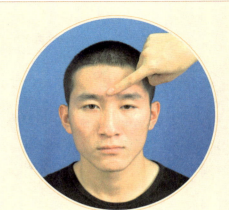

图 6-1-10　印堂

◉ 刮治作用

1. 头面五官病症：可祛风热，对头痛、眩晕、鼻渊、鼻衄、目赤肿痛、颜面疔疮等有较好疗效；

2. 对失眠、产后晕厥、小儿慢惊风、子痫、面神经麻痹等神经系统病症亦有作用。

◉ 刮治疗程

1. 治外感疾病、发热，每次 10 分钟，每日 1 次，连续 10 天为一个疗程。连续治疗 3 天没有效果，请及时就医。

2. 可长期刮痧保健，每次 3~5 分钟，每日 1 次。

◉ 贴心提示

1. 印堂配迎香、合谷，有清热宣肺、利鼻窍的作用，主治鼻渊、鼻塞。

2. 印堂配太阳、阿是穴、太冲，有平肝潜阳、行气止痛的作用，主治头痛、眩晕。

3. 印堂配攒竹，有清利头目的作用，主治头重如石。

天柱——缓解头颈

❀ 穴义

天柱（图 6-1-11），属足太阳膀胱经。天：一指穴内物质为天部阳气，二指穴内气血作用于人的头颈天部；柱：支柱也，在此寓意穴内气血饱满坚实也。该穴名意指膀胱经的气血在此为坚持饱满之状，颈项受其气乃可承受头部重量，如头之支柱一般，故名。本穴常用于头痛、肩背痛。

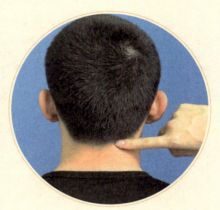
图 6-1-11　天柱

天柱：在颈后区，横平第 2 颈椎棘突上际，斜方肌外缘凹陷中。

❀ 刮治作用

1. 治疗头痛、眩晕。

2. 治疗项强、肩背痛。

3. 治疗目赤肿痛、目视不明、鼻塞。

❀ 刮治疗程

1. 治外感疾病引起的头痛，每次 10 分钟，每日 1 次，连续 10 天为一个疗程。连续治疗 3 天没有效果，请及时就医。

2. 可长期刮痧保健，每次 3~5 分钟，每日 1 次。

❀ 贴心提示

1. 天柱配列缺、后溪，有舒筋通络的作用，主治头痛、项强。

2. 天柱配合谷、太阳，有清热明目的作用，主治目赤肿痛。

头维——头痛疗效佳

穴义

头维（图 6-1-12），属足阳明胃经。头：穴位所在部位，亦指穴内物质所调节的人体部位为头；维：维持、维系之意。该穴名意指本穴的气血物质有维持头部正常秩序的作用。本穴为足阳明、足少阳之会，常用于治疗头痛。

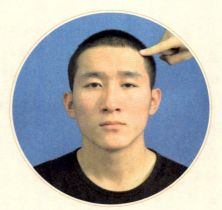

图 6-1-12 头维

头维：在头部，额角发际直上 0.5 寸，头正中线旁开 4.5 寸。鬓角前缘向上直线与前发际交点上约半横指处。

刮治作用

1. 治疗头痛，眩晕。
2. 治疗目痛，迎风流泪，眼睑瞤动。

刮治疗程

1. 每次 10 分钟，每日 1 次，连续 10 天为一个疗程。连续治疗 3 天没有效果，请及时就医。
2. 可长期刮痧保健，每次 3~5 分钟，每日 1 次。

贴心提示

1. 头维配合谷穴治头痛；配太冲穴治目眩。
2. 头维配风池、率谷、合谷、列缺，有祛风活血、通络镇痛的作用，主治偏头痛、眼痛。
3. 头维配合谷透后溪、太冲、涌泉，有镇静安神的作用，主治精神分裂症。

率谷——缓解醉酒不适

穴义

率谷（图6-1-13），属于足少阳胆经。率：古指捕鸟的网，用网捕鸟时，网是从上罩下，此指胆经的气血在此开始由阳变阴；谷，两山所夹空隙也。该穴名意指胆经的水湿之气吸热后化为阳气而上行天之上部。为足少阳、足太阳经交会穴，对于头痛有较好的疗效。

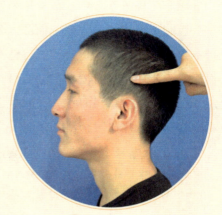

图6-1-13 率谷

率谷：在头部，耳尖直上入发际1.5寸。

刮治作用

1. 治疗偏正头痛，眩晕，耳鸣，耳聋。
2. 对小儿急、慢惊风有一定效果。

刮治疗程

1. 每次10分钟，每日1次，连续10天为一个疗程。连续治疗3天没有效果，请及时就医。
2. 可长期刮痧保健，每次3~5分钟，每日1次。

贴心提示

现代多用以治疗血管性头痛、神经性耳聋、腮腺炎、面瘫等。

颊车——口齿疾病去

◉ 穴义

颊车（图6-1-14），属于足阳明胃经。颊：指穴位所在的部位为面颊；车：运载工具也。此穴位于面部，名意指本穴的功用是运送胃经的五谷精微气血循经上头。《甲乙经》："颊肿，口急，颊车骨痛，齿不可以嚼，颊车主之。"本穴常用于治疗口眼歪斜、牙痛。

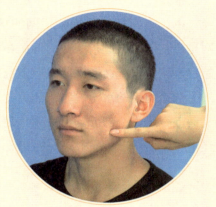

图6-1-14　颊车

颊车：在面部，下颌角前上方1横指（中指）。由下颌角向前上方摸有一凹陷，用手掐切有酸胀感，上下牙咬紧时局部有一肌肉隆起处。

◉ 刮治作用

1. 治疗牙痛，口眼歪斜。

2. 治疗面肌痉挛，面神经麻痹，腮腺炎，下颌关节炎。

◉ 刮治疗程

1. 每次10分钟，每日1次，连续10天为一个疗程。连续治疗3天没有效果，请及时就医。

2. 可长期刮痧保健，每次3~5分钟，每日1次。

◉ 贴心提示

1. 本穴配翳风、合谷治疗急性腮腺炎；配大迎、承浆、合谷治疗牙髓炎及急性牙周炎（下牙）。

2. 颊车配地仓、合谷、阳白、攒竹，有祛风活血通络的作用，主治口眼歪斜、颊肿、齿痛。

3. 颊车配合谷，有泻阳明热邪的作用，主治牙痛、颞颌关节炎。

耳门——聪耳健齿

◎ 穴义

耳门（图 6-1-15），属于手少阳三焦经。耳：穴内气血作用的部位为耳也；门：出入的门户也。耳门名意指三焦经经气中的滞重水湿在此冷降后由耳孔流入体内。《甲乙经》："耳聋鸣，头颌痛，耳门主之。"此穴主治耳疾。

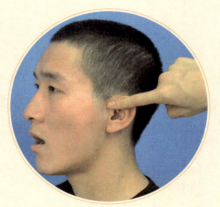

图 6-1-15 耳门

耳门：在耳区，耳屏上切迹与下颌骨髁状突之间的凹陷中。

◎ 刮治作用

1. 治疗耳聋，耳鸣，聤耳。
2. 可治齿痛。

◎ 刮治疗程

1. 每次 10 分钟，每日 1 次，连续 10 天为一个疗程。连续治疗 3 天没有效果，请及时就医。
2. 可长期刮痧保健，每次 3~5 分钟，每日 1 次。

◎ 贴心提示

1. 耳门配听宫、听会、翳风，有清热聪耳的作用，主治耳鸣、耳聋、聤耳。
2. 耳门配颊车、下关、合谷，有活络止痛的作用，主治齿痛。
3. 耳门配颧髎、颊车、翳风，有通经活络的作用，主治下颌关节炎。

听宫——开窍聪耳

⊙ 穴义

听宫（图6-1-16），属于手太阳小肠经。听：闻声也；宫：宫殿也。该穴名意指小肠经体表经脉的气血由本穴内走体内经脉。此穴为手足少阳、手太阳交会穴，主治耳疾和癫狂病。

听宫：在面部，耳屏正中与下颌骨髁状突之间的凹陷中。

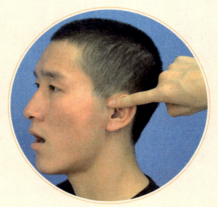

图6-1-16 听宫

⊙ 刮治作用

1. 治疗耳鸣、耳聋、聤耳等耳疾，齿痛。
2. 治疗癫狂。

⊙ 刮治疗程

1. 每次10分钟，每日1次，连续10天为一个疗程。连续治疗3天没有效果，请及时就医。
2. 可长期刮痧保健，每次3~5分钟，每日1次。

⊙ 贴心提示

1. 本穴配听会、翳风、会宗治耳聋气闭；配中渚治聋哑；配下关、合谷治下颌关节炎。
2. 听宫配翳风、外关，有聪耳开窍的作用，主治耳鸣、耳聋。
3. 听宫配颊车、合谷，有清泻阳明之热的作用，主治牙龈炎、齿痛。

听会——疗面瘫止头痛

❀ 穴义

听会（图6-1-17），属于足少阳胆经。听会者即耳能听闻声音也，此指穴内的天部气血为空虚之状，无物阻隔声音的传递也。此穴在耳前，主治耳病。

听会：在面部，耳屏间切迹与下颌骨髁状突之间的凹陷中。

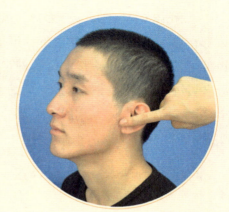

图 6-1-17　听会

❀ 刮治作用

1. 治疗耳鸣、耳聋、聤耳等耳疾。
2. 治疗齿痛，口眼㖞斜，面痛。

❀ 刮治疗程

1. 每次10分钟，每日1次，连续10天为一个疗程。连续治疗3天没有效果，请及时就医。
2. 可长期刮痧保健，每次3~5分钟，每日1次。

❀ 贴心提示

1. 听会配睛明、丝竹空、攒竹，有清热止痛的作用，主治目痛、目赤、目翳。
2. 听会配头维、印堂、太冲，有疏散风热、活络止痛的作用，主治头痛。
3. 听会配合谷、太阳、颧髎，有祛风活血、通络止痛的作用，主治三叉神经痛。

风府——疏散头风

◉ 穴义

风府(图 6-1-18)，属于督脉。风：风邪；府：聚集处。穴在枕下，可治风邪之为病，常是风邪聚集的部位，故名。《针灸甲乙经》："督脉、阳维之会。"本穴位于项部，常用于治疗外感、头痛。

风府：在项部，当后发际正中直上 1 寸，枕外隆突直下，两侧斜方肌之间凹陷中。

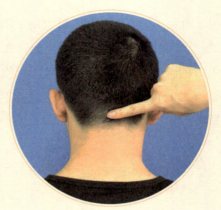

图 6-1-18　风府

◉ 刮治作用

1. 对于外感风寒效果较好，主治头痛、眩晕、项强。

2. 可以缓解中风不语、癫狂等。

3. 对目痛、流涕、咽喉肿痛均有疗效。

◉ 刮治疗程

1. 对于外感、头痛可每次 10 分钟，每日 1 次，连续 10 天为一个疗程。连续治疗 3 天没有效果，请及时就医。

2. 可长期刮痧保健，每次 3~5 分钟，每日 1 次。

◉ 贴心提示

1. 本穴对于高血压也有缓解作用。

2. 此处毛发旺盛，刮时不可太用力，以免毛发脱落。

定喘——咳喘不再烦

穴义

定喘（图 6-1-19），属于经外奇穴。定：平定，平息；喘，喘息。本穴能平喘，治疗喘证，故名定喘。是治疗喘咳的常用穴。

定喘：俯伏或卧位，在项背部，第 7 颈椎棘突下，旁开 0.5 寸。俯卧位或坐位稍低头，在项背部，大椎穴旁开 0.5 寸即为此穴。

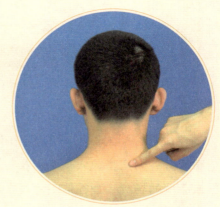

图 6-1-19　定喘

刮治作用

1. 有效缓解哮喘咳嗽，治疗感冒、受风引发的咳嗽、气短、喘息不得平卧。

2. 防治落枕，肩背痛，上肢疼痛。

3. 治疗荨麻疹。

刮治疗程

1. 哮喘慢性发作时，每次 10 分钟，每日 1 次，连续 10 天为一个疗程。连续治疗 3 天没有效果，请及时就医。

2. 可长期刮痧保健，每次 3~5 分钟，每日 1 次。

贴心提示

1. 哮喘患者可配合使用肺俞穴、肾俞穴长期刮痧保健，因为哮喘在冬日里更易发病，中医理论讲究"冬病夏治"，故夏季是刮痧治疗哮喘的大好时机。平日保健时，也可在此穴配合艾灸治疗，效果显著。

2. 治疗期间请注意避免接触烟雾粉尘等有害刺激物。

3. 此法为保健之法，适用于哮喘慢性发作，严重哮喘时配合药物治疗。

合谷——面口合谷收

✿ 穴义

合谷（图6-2-1），属于手阳明大肠经。合：汇，聚；谷，两山之间的空隙。合谷名意指此穴位于拇指、食指指骨之间，凹陷如山谷，是大肠经气血会聚的场所。合谷是四总穴之一，《四总穴歌》云："面口合谷收。"合谷是治疗上焦和气分病之要穴，善于治疗头面五官疾病、急性热病、外感表证以及神志病。

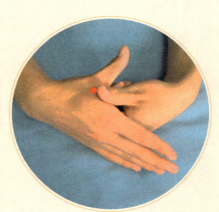

合谷：在手背，第1、2掌骨之间，当第2掌骨桡侧的中点处。此穴在手背虎口附近，以一手的拇指第1个关节横纹正对另一手的虎口边，拇指屈曲按下，拇指尖所按之处即为此穴。

图 6-2-1　合谷

✿ 刮治作用

1. 头面五官疾病：治疗牙痛，头痛，目赤肿痛，咽喉肿痛，鼻出血，疟腮。此穴经气充盛，刺激感强，对以上疾病有很好的疗效。

2. 慢性胃肠病：治疗腹胀，便秘。

3. 外感病：有清热作用，治疗感冒发烧。

✿ 刮治疗程

可每次刮治10分钟，每日1次，连续10天为一个疗程。连续治疗3天没有效果，请及时就医。

☯ 贴心提示

1. 此穴凹陷明显，肌肉丰厚，可用刮痧板圆角处点按此穴，刺激感明显，疗效显著。

2. 牙痛保健期间，请保持饮食清淡，避免吃过咸、辛辣刺激性的食物。

后溪——疏通颈项

☯ 穴义

后溪（图6-2-2），属于手太阳小肠经。后：与前相对，指穴内气血运行的部位是后背督脉；溪：气血运行的道路。此穴为八脉交会穴之一，上通督脉，有"后溪督脉内眦颈"的记载，故此穴能调颈椎、正脊柱、壮阳气、利眼目、泻心火，是治疗落枕、痉挛、抽搐、疟疾之要穴。

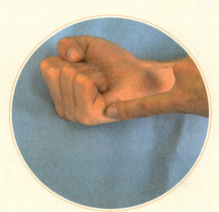

图6-2-2 后溪

> 后溪：在手掌尺侧，当小指本节（第5掌指关节）后的近侧掌横纹头赤白肉际处。在手掌尺侧，当小指掌指关节后方，掌横纹头赤白肉际凹陷处即为此穴。

☯ 刮治作用

1. 疏经通络：有效缓解颈项、腰背疼痛，并且治疗落枕、头晕目眩、目赤肿痛、耳聋耳鸣、咽喉肿痛、颈项、腰背的慢性劳损、疼痛，急性腰扭伤。

2. 解暑截疟：此穴泻心火，清热截疟，治疗疟疾、发热、夜间盗汗。

◉ 刮治疗程

1. 治疗外感疾病，可每次 10 分钟，每日 1 次，连续 10 天为一个疗程。连续治疗 3 天没有效果，请及时就医。

2. 颈项不适可长期刮痧保健，每次 3~5 分钟，每日 1 次。

◉ 贴心提示

1. 晨起突发落枕，可用力按压此穴，同时在承受范围之内，轻柔缓慢地活动颈部，可缓解不适。也可同时配合热敷。

2. 日常生活中请注意颈部保健，睡眠时枕头要适中，不能过高、过低、过硬，同时请注意颈部保暖，皆可防止落枕发生。

3. 此穴对于急性腰扭伤也有同样效果。

列缺——头痛不能缺

◉ 穴义

列缺（图 6-2-3），属于手太阴肺经。列：裂也；缺：少也。列缺名意指手太阴肺经从此穴分支，而通到手阳明大肠经。列缺属于八脉交会穴、四总穴、马丹阳天星十二穴之一，《四总穴歌》云："头项寻列缺。"列缺是治疗头项痛及感冒、呼吸系统疾病之重要穴位。

列缺：在前臂桡侧缘，桡骨茎突上方，腕横纹上 1.5 寸，当肱桡肌与拇长展肌腱之间。两手虎口自然平直交叉，一手食指按在另一手桡骨茎突上，食指尖下凹陷之处即为此穴。

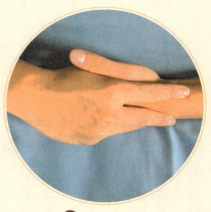

图 6-2-3　列缺

◉ 刮治作用

1.呼吸系统疾病：治疗感冒、头痛、咳嗽、气喘、咽炎、咽喉肿痛。以上疾患多由风寒侵袭、肺气失宣所致，刮治此穴能宣肺解表、缓解不适，长期刮治能预防感冒。

2.头项部不适：预防头痛、头晕，对颈项僵硬、酸痛、转动不灵也有一定疗效。

◉ 刮治疗程

1.治呼吸系统疾病，每次 10 分钟，每日 1 次，连续 10 天为一个疗程。连续治疗 3 天没有效果，请及时就医。

2.头项部不适可长期刮痧保健，每次 3~5 分钟，每日 1 次。

◉ 贴心提示

此穴位于腕部，骨节较多，肌肉较薄，刮治时请注意用力适宜，避免刮破皮肤、刮伤肌腱。

神门——安然入睡

◉ 穴义

神门（图 6-2-4），属于手少阴心经。神：神魂、魂魄、精神之意；门：指出入为门。此穴能调畅心智，调节精神，调节睡眠，使心神有所依附，故名神门。《大成》云："心性痴呆，健忘。"此穴为调神要穴，治疗心神疾病。

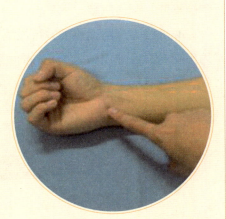

图 6-2-4 神门

神门：在腕部，腕掌侧横纹尺侧端，尺侧腕屈肌腱的桡侧凹陷处。在腕部，腕掌侧横纹中，在前臂三条肌腱中，小指侧的肌腱（尺侧腕屈肌腱）的桡侧凹陷处即为此穴。

刮治作用

1. 神志疾病：安神宁心，对失眠有很好疗效，治疗神经衰弱、健忘、头昏、头痛、心烦、焦虑、抑郁、恐惧、急躁，对于经期的头痛、紧张也有缓解作用，对于更年期所出现的各种不适也有很好的疗效。

2. 心脏疾病：西医学中的各种心脏疾病，如心绞痛、心悸、怔忡、冠心病、心律不齐等都可用此穴治疗，效果明显，西医学试验也证明此穴能改善冠心病患者的左心功能，缓解心绞痛。可与内关穴配合使用，收效更彰。

刮治疗程

1. 预防心脏病急性发作，每次 10 分钟，每日 1 次，连续 10 天为一个疗程。

2. 神志疾病可长期刮痧保健，每次 3~5 分钟，每日 1 次。

贴心提示

1. 晚上入睡困难，可两手相握，手心相对，以一手的食指或拇指轻轻按揉此穴，可舒弛紧张情绪，安然入睡。日常劳累时，也可暂时闭目，轻按此穴，休养生息。

2. 保健期间请保持心情舒畅，防止精神紧张。

3. 此穴位于腕部，骨节较多，肌肉较薄，刮治时请注意用力适宜，避免刮破皮肤、刮伤肌腱。

4. 神门与三阴交相配，可滋阴养血，治疗劳累思虑过多、心脾两虚所致的失眠健忘；神门与内关、心俞相配，可温阳宣痹，缓解心脏疾病出现的胸闷、憋气、气短、胸痛。

内关——宽胸理气

穴义

内关（图 6-2-5），属于手厥阴心包经。内：一指胸膈之内的疾病，二指此穴位于前臂之内侧；关：关格，关要。内关，原为病名，指胸膈痞塞不通诸病。以病名命名穴名，指此穴可以治疗心胸及胃部诸病也。内关属于八脉交会穴之一，古籍云："公孙冲脉胃心胸，内关阴维下总同。"

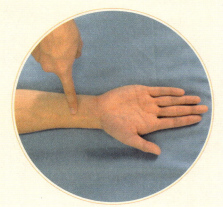

图 6-2-5　内关

内关：在前臂掌侧，当曲泽与大陵连线上，腕横纹上 2 寸，掌长肌腱与桡侧腕屈肌腱之间。在前臂掌侧面，约中间位置的两筋（掌长肌腱与桡侧腕屈肌腱）之间，腕横纹上 2 寸处即为此穴。

◉ 刮治作用

1. 宽胸理气、宁心安神：治疗胸闷、憋气、气喘、咳嗽、心绞痛、心悸、冠心病、头痛眩晕，对中风、脑出血有一定预防作用。

2. 调理脾胃：治疗胃胀、胃痛、饮食不消化、恶心、呕吐。

◉ 刮治疗程

1. 预防急性心胸不适，可每次 10 分钟，每日 1 次，连续 10 天为一个疗程。

2. 可长期刮痧保健，每次 3~5 分钟，每日 1 次。

◉ 贴心提示

内关位于两肌腱之间，可用刮痧板圆角进行按压，请注意用力适当，避免损伤手臂肌腱。某些心脏疾病在内关会有明显压痛，此穴与公孙相配，对于上述心胸不适、胃部不适，收效显著。对于晕车引起的恶心呕吐，可用手指重按内关亦有效。

图解
刮痧疗法
TUJIE
GUASHA
LIAOFA

外关——清头面之热

穴义

外关（图6-2-6），属于手少阳三焦经。本穴与内关相对，因名"外关"。本穴为八脉交会穴之一，通于阳维，是治疗郁火上攻所致头面五官疾病的常用穴，治疗外感表证的要穴，亦可治疗腰痛。

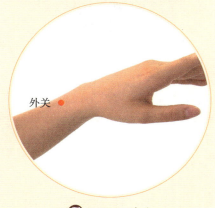

外关

外关：在前臂背侧，当阳池与肘尖连线上，腕背横纹上2寸，尺骨与桡骨之间。在前臂背侧，腕背横纹上2寸，尺骨与桡骨之间的凹陷处即为此穴。

图6-2-6 外关

刮治作用

1. 清热聪耳：治疗感冒发热，头痛，目赤肿痛，耳鸣，耳聋。

2. 舒经活络：治疗上肢痿痹、屈伸不利，五指不能握物，肩痛，急性腰扭伤。

刮治疗程

1. 头面不适、上肢突发不适可刮此穴，每次10分钟，每日1次，连续10天为一个疗程。连续治疗3天没有效果，请及时就医。

2. 上肢长期痿痹可长期刮痧保健，每次3~5分钟，每日1次。

曲池——两臂曲池妙

穴义

曲池（图6-2-7），属于手阳明大肠经。曲：隐秘也，不太察觉之意；池：水的汇合之所。此穴位于肘中，是大肠经气血聚集的场所。《金鉴》云："主治中风，手筋挛急，瘴风疟疾，先寒后热等症。"曲池是治疗上肢疾患、风热表证、头面疾患以及皮肤疾患之常用穴。

曲池：在肘横纹外侧端，屈肘，当尺泽与肱骨外上髁连线的中点。屈肘成直角时，肘横纹外侧端的凹陷处即为此穴。

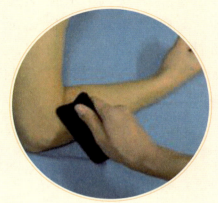

图 6-2-7　曲池

刮治作用

1.两臂疾患：治疗上肢不遂，手臂疼痛、握举无力，肘关节疼痛、屈伸不利。曲池位于上肢肘部，刺激此穴，能疏通上肢经络，调畅气血，有改善肌营养、恢复上肢功能的作用。

2.头面疾患：治疗咽喉肿痛，牙齿痛，目赤肿痛，头痛，眩晕。

3.皮肤疾患：清热解毒，治疗皮肤瘙痒、瘾疹、荨麻疹。

刮治疗程

1.治头面疾患、两臂突发不适，每次10分钟，每日1次，连续10天为一个疗程。连续治疗3天没有效果，请及时就医。

2.两臂长期不适、皮肤疾患可长期刮痧保健，每次3~5分钟，每日1次。

贴心提示

1.刮治时，请将上肢伸直，方可使穴位暴露充分，使刮治准确充分，以求收到良效。

2.上肢痿痹刮痧保健期间，请配合适当程度的功能锻炼，可促进恢复。

孔最——气顺咳嗽消

◉ 穴义

孔最（图 6-2-8），属于手太阴肺经。孔：孔隙也；最：多也。此穴位为肺经之郄穴，肺经经气深聚之处，善治肺经重症。《千金方》："孔最，主臂厥热痛汗不出。"多用于治疗急性出血病证。

孔最：在前臂掌面桡侧，当尺泽与太渊连线上，腕横纹上 7 寸。或手臂向前，仰掌向上，用另一只手握住手臂中段处，拇指指甲下压即是此穴

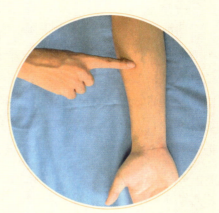
图 6-2-8 孔最

◉ 刮治作用

1. 主要治疗咳血，鼻衄，咳嗽，气喘，咽喉肿痛，热病无汗。
2. 可治痔血。
3. 对于肘臂挛痛效果较好。

◉ 刮治疗程

1. 治感冒、两臂突发不适，每次 10 分钟，每日 1 次，连续 10 天为一个疗程。连续治疗 3 天没有效果，请及时就医。
2. 两臂长期不适、皮肤疾患可长期刮痧保健，每次 3~5 分钟，每日 1 次。

◉ 贴心提示

1. 刮治时，将手臂伸直，使刮治准确充分，以求收到良效。
2. 上肢痿痹刮痧保健期间，请配合适当程度的功能锻炼，可促进恢复。

图解 刮痧疗法 TUJIE GUASHA LIAOFA

鱼际——肺热鱼际取

⚙ 穴义

鱼际穴（图6-2-9），属手太阴肺经。鱼际：际，边际。因此穴在拇短展肌，拇指对掌肌之边缘，又此处肌肉丰隆，形如鱼腹，又当赤白肉际相会之处，故名。此穴为荥穴，治疗咳嗽、咽喉肿痛效果不错。

鱼际：在手拇指本节（第1掌指关节）后凹陷处，约当第1掌骨中点桡侧，赤白肉际处。取侧掌，微握掌，腕关节稍向下屈，于第1掌骨中点赤白肉际处即是。

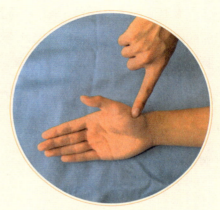

图6-2-9 鱼际

⚙ 刮治作用

1. 治疗咳嗽，哮喘，咳血。

2. 治疗咽喉肿痛，失音，发热。

3. 治疗小儿疳积，乳痈，掌中热。

⚙ 刮治疗程

1. 治感冒咳嗽、咽喉肿痛每次10分钟，每日1次，连续10天为一个疗程。连续治疗3天没有效果，请及时就医。

2. 可长期刮痧保健，每次3~5分钟，每日1次。

⚙ 贴心提示

1. 本穴配尺泽治唾血；配风府、合谷治喉痹；配肺俞治小儿咳嗽。

2. 鱼际配合谷，有宣肺清热、利咽止痛的作用，主治咳嗽、咽喉肿痛、失音。

3. 鱼际配孔最、中府，有温肺散寒、化痰平喘的作用，主治哮喘。

太渊——宣肺止咳

穴义

太渊（图6-2-10），属于手太阴肺经。太渊：太，指大的意思；渊：指深的意思。此穴为肺经原穴，八会穴之脉会，脉气大会于此，博大而深。《甲乙经》："唾血振寒嗌干，太渊主之。"本穴主治咳嗽、无脉症。

太渊：在腕前区，桡骨茎突与舟状骨之间，拇长展肌腱尺侧凹陷中。

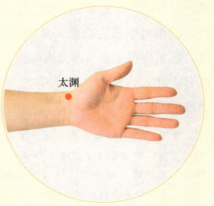

图6-2-10　太渊

刮治作用

1. 治疗外感，咳嗽，气喘，咽喉肿痛，胸痛。

2. 可治无脉症。

3. 可治腕臂痛。

刮治疗程

1. 外感，腕臂痛每次10分钟，每日1次，连续10天为一个疗程。连续治疗3天没有效果，请及时就医。

2. 可长期刮痧保健，每次3~5分钟，每日1次。

贴心提示

1. 本穴配列缺治咳嗽风痰；配内关、神门治胸痛、心悸、心痛；配人迎治无脉症。

2. 太渊配列缺、孔最，有疏风解表、宣肺止咳的作用，主治咳嗽、气喘、胸背痛。

3. 太渊配内关、冲阳、三阴交，有益心通阳、祛瘀通脉的作用，主治无脉症。

尺泽——清降肺火

穴义

尺泽（图6-2-11），属于手太阴肺经。尺：小也；泽：池也。出自《灵枢·本输》，别名鬼受、鬼堂。此穴为肺经合穴，居于肘中，主治咳嗽、气喘。

尺泽：在肘区，肘横纹上，肱二头肌腱桡侧缘凹陷中。手掌向前上方，触及肘弯里大筋的外侧。

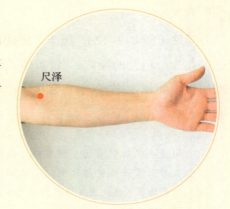

图 6-2-11　尺泽

刮治作用

1. 治疗咳嗽，气喘，咳血，潮热，胸部胀满，咽喉肿痛。

2. 治疗急性腹痛吐泻。

3. 治疗肘臂挛痛

刮治疗程

1. 治外感病、两臂突发不适，每次 10 分钟，每日 1 次，连续 10 天为一个疗程。连续治疗 3 天没有效果，请及时就医。

2. 两臂长期不适可长期刮痧保健，每次 3~5 分钟，每日 1 次。

贴心提示

1. 本穴配少泽治短气胁痛、心烦；配委中放血治急性胃肠炎；配合谷、少商治咽喉肿痛。

2. 尺泽配合谷，有行气活络、祛瘀止痛的作用，主治肘臂挛痛、肘关节屈伸不利。

3. 尺泽配肺俞，有降气止咳平喘的作用，主治咳嗽、气喘。

4. 尺泽配委中，有清热化湿的作用，主治吐泻。

间使——清热宁神和胃

❀ 穴义

间使（图6-2-12），属于手厥阴心包经。间：间接也；使：指使、派遣也。此为心包经的经穴。《针灸甲乙经》："热病烦心，善呕，胸中澹澹，善动而热，间使主之。"本穴常用于治疗心悸、呕吐。

间使：在前臂前区，腕掌侧远端横纹上3寸，掌长肌腱与桡侧腕屈肌腱之间。从掌后第1横纹上4横指，当两条大筋之间处即是本穴。

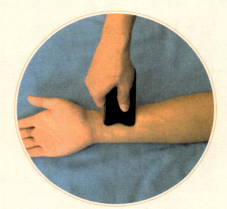

图 6-2-12　间使

❀ 刮治作用

1. 治疗心痛，心悸。
2. 治疗癫狂痫，热病，疟疾。
3. 治疗胃痛，呕吐
4. 治疗肘臂痛。

❀ 刮治疗程

1. 心痛、心悸、热病、两臂突发不适等，每次10分钟，每日1次，连续10天为一个疗程。连续治疗3天没有效果，请及时就医。

2. 心悸、心痛、两臂长期不适可长期刮痧保健，每次3~5分钟，每日1次。

❀ 贴心提示

1. 本穴配大陵、曲泽治心肌炎；配支沟治癫狂；配水沟治失音；配大杼治疟疾。

2. 间使配心俞，有益心气、宁神志的作用，主治心悸。

3. 间使配大杼，有宣阳解表、祛邪截疟的作用，主治疟疾。

4. 间使配三阴交，有活血化瘀的作用，主治月经不调、经闭。

大陵——宁心安神，通经络

穴义

大陵（图6-2-13），属手厥阴心包经。大：与小相对，大也；陵：丘陵也、土堆也。该穴名意指随心包经经水冲涮下行的脾土物质在此堆积。是心包经的输穴、原穴，具有清热宁心的作用，主治心悸、癫狂。

大陵：在腕前区，腕掌侧远端横纹中，掌长肌腱与桡侧腕屈肌腱之间。在腕横纹上，当所出现两筋之间即是本穴。

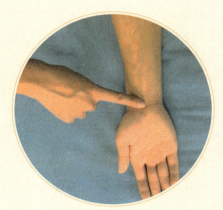

图6-2-13 大陵

刮治作用

1. 治疗心痛，心悸，癫狂，疮疡。

2. 治疗胃痛，呕吐。

3. 治疗手腕麻痛，胸胁胀痛。

刮治疗程

1. 治心痛、心悸、热病、两臂不适、呕吐等，每次10分钟，每日1次，连续10天为一个疗程。连续治疗3天没有效果，请及时就医。

2. 治心悸、心痛、两臂长期不适，可长期刮痧保健，每次3~5分钟，每日1次。

贴心提示

1. 配内关、曲泽治心胸疼痛；配神门、人中、百会治精神病；配上脘、足三里治呕吐胃痛；配偏历治喉痹、咽干。

2. 大陵配神门、列缺，有舒畅经筋、通经活络的作用，主治腕下垂。

3. 大陵配心俞、膈俞，有通心络、祛瘀血的作用，主治心血瘀阻之心悸。

4. 大陵配丰隆、太冲，有疏肝理气、化痰醒脑的作用，主治气郁痰结型之癫狂。

支沟——便秘首选穴

☸ 穴义

支沟（图6-2-14），属于手少阳三焦经。支：树枝的分叉也；沟：沟渠也。本穴为三焦经阳气的经过之处，为三焦经经穴。《针灸甲乙经》："热病汗不出，互相颈嗌外肿，肩臂酸重，胁腋急痛，四肢不举，痂疥，项不可顾，支沟主之；暴喑不能言，支沟主之。"本穴主治热病、便秘。

支沟：在前臂后区，腕背侧远端横纹上3寸，尺骨与桡骨间隙中点。掌背腕横纹中点上四横指，前臂两筋之间处即是本穴。

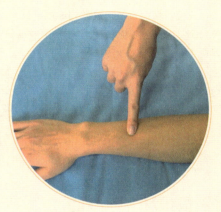

图6-2-14 支沟

☸ 刮治作用

1. 治疗本穴是习惯性便秘的首选，还可一起治疗热病。

2. 治疗胁肋痛，落枕。

3. 治疗耳鸣，耳聋。

☸ 刮治疗程

1. 治疗热病、落枕等，每次10分钟，每日1次，连续10天为一个疗程。连续治疗3天没有效果，请及时就医。

2. 习惯性便秘可长期刮痧保健，每次3~5分钟，每日1次。

☸ 贴心提示

1. 配章门、外关治胁肋痛；配足三里、大横透天枢治习惯性便秘；配关冲治肩臂酸重。

2. 支沟配阳池、八邪，有行气活血、舒筋通络的作用，主治手指震颤。

3. 支沟配足三里，有通调腑气的作用，主治便秘。

4. 支沟配章门，有通络止痛的作用，主治胁肋痛。

曲泽——清热宁心

穴义

曲泽（图6-2-15），属于手厥阴心包经。曲：指屈曲；泽：水之归聚处。此穴为心包经合穴，属水，以水归聚如泽喻本穴。主治心痛、心悸。

曲泽：在肘前区，肘横纹上，肱二头肌肌腱的尺侧缘凹陷中。微屈肘，在肘关节可摸及一大筋，大筋的内侧与肘横纹之交点即是本穴。

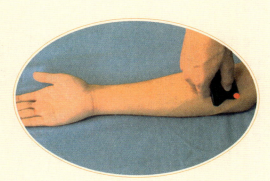

图6-2-15 曲泽

刮治作用

1. 治疗心痛，心悸。
2. 治疗热病，中暑。
3. 治疗胃痛，呕吐，泄泻。
4. 治疗肘臂疼痛。

刮治疗程

1. 治疗心痛、心悸、热病、两臂不适、呕吐等，每次10分钟，每日1次，连续10天为一个疗程。连续治疗3天没有效果，请及时就医。

2. 心悸、心痛、两臂长期不适，可长期刮痧保健，每次3~5分钟，每日1次。

贴心提示

1. 本穴配内关、大陵治心胸痛；配委中点刺放血治急性胃肠炎。
2. 配大陵，有清心安神的作用，主治心悸。
3. 配内关、中脘，有调理肠胃的作用，主治呕吐、胃痛。
4. 配委中、曲池，有清心泄热的作用，主治中暑。

落枕穴——落枕不烦恼

❀ 穴义

落枕穴（图 6-2-16），又称外劳宫，属于经外奇穴。

落枕穴：在手背，第 2、3 掌骨间及第 4、5 掌骨间，腕背侧远端横纹与掌指关节中点处，一手 2 穴。在手背上食指和中指的骨之间，用手指朝手腕方向触摸，从骨和骨变狭窄的手指尽头之处起，大约一指宽的距离上，一压，有强烈压痛之处，就是落枕穴。

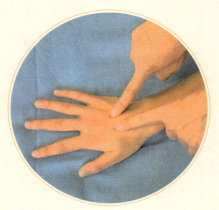

图 6-2-16　落枕穴

❀ 刮治作用

1. 落枕时此穴是首选。
2. 治疗手指麻木，手指屈伸不利。

❀ 刮治疗程

1. 每次 10 分钟，每日 1 次，连续 10 天为一个疗程。连续治疗 3 天没有效果，请及时就医。
2. 手指麻木可长期刮痧保健，每次 3~5 分钟，每日 1 次。

❀ 贴心提示

亦可治疗腹痛、腹泻、消化不良。

四缝——小儿病无忧

穴义

四缝（图6-2-17），经外奇穴。

四缝：在手指，第2~5指掌面的近侧指间关节横纹的中央，一手4穴。

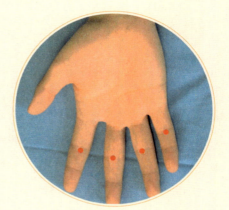

图6-2-17　四缝

刮治作用

1. 治疗小儿疳积。
2. 治疗百日咳。

刮治疗程

1. 每次10分钟，每日1次，连续10天为一个疗程。连续治疗3天没有效果，请及时就医。

2. 可长期刮痧保健，每次3~5分钟，每日1次。

第三节　躯干部穴位

膻中——气顺胸腹畅

穴义

膻中（图6-3-1），属于任脉。膻中指前胸正中，两乳之间的部位，为膻中穴所在之处。此穴位于胸中，是心包募穴，气会穴。《甲乙经》："咳逆上气，唾喘短气，不得息，口不能言，膻中主之。"本穴有理气活血、宽胸利膈之功效，主治胸闷、气短等。

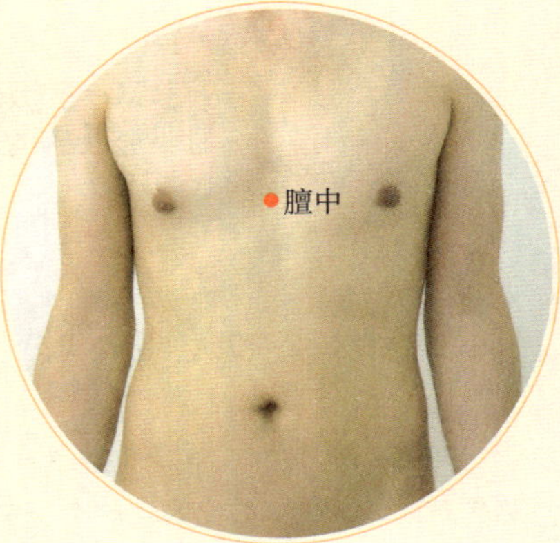

定位：在胸部，横平第 4 肋间隙，前正中线上。

图 6-3-1　膻中

◉ 刮治作用

1. 对胸闷、气短、胸痛、心悸、咳嗽、气喘等效果甚佳。

2. 对乳汁少、乳痈亦有疗效。

3. 可治呕逆，呕吐。

◉ 刮治疗程

1. 治疗上述病症，可每次 10 分钟，每日 1 次，连续 10 天为一个疗程。连续治疗 3 天没有效果，请及时就医。

2. 可长期刮痧保健，每次 3~5 分钟，每日 1 次。

◉ 贴心提示

1. 本穴配天井治心胸痛；配丰隆、列缺治支气管哮喘；配合谷、曲池治乳腺炎。

2. 膻中配华盖，有理气化痰、止咳平喘的作用，主治短气不得息、咳喘。

3. 膻中配厥阴俞，属俞募配穴法，有宽胸利气、宁心安神的作用，主治心痛、失眠、怔忡、喘息。

4. 膻中配大陵、委中、少泽、俞府，有通经活络、清热止痛的作用，主治乳痈、胸痛。

5. 膻中配少泽，有通经活络、益气养血的作用，主治乳少、胸胁闷胀。

巨阙——胸胃可以舒

❀ 穴义

巨阙（图6-3-2），属于任脉。巨：巨大；阙：宫门。此为心之募穴，如心气出入的宫门，故名。此穴有安神宁心、宽胸止痛的作用，常可治疗胸痛、心悸等病证。

> 巨阙：在上腹部，脐中上6寸，前正中线上。

❀ 刮治作用

1. 可治疗胃痛，吞酸，呕吐。

2. 对胸痛、心悸有很好的作用。

3. 对癫狂痫亦有缓解作用。

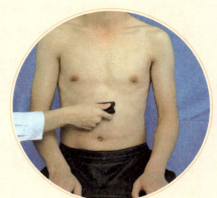

图 6-3-2 巨阙

❀ 刮治疗程

1. 上述病症可每次10分钟，每日1次，连续10天为一个疗程。连续治疗3天没有效果，请及时就医。

2. 可长期刮痧保健，每次3~5分钟，每日1次。

❀ 贴心提示

1. 本穴配心俞、郄门、通里治心绞痛；配中脘、丰隆、通谷、后溪治癫狂；配足三里、内庭治反胃吞酸。

2. 巨阙配上脘，有宽胸利气的作用，主治腹胀、心腹满。

3. 巨阙配灵道、曲泽、间使，有理气宽中、养血安神的作用，主治心痛、怔忡。

4. 巨阙配心俞，属俞募配伍法，有养心安神、活血化瘀的作用，主治心慌、心悸、失眠、健忘、癫狂。

5. 巨阙配膻中，有宽胸利气的作用，主治胸痛、蓄饮、痰喘。

中脘——胃病可缓解

穴义

中脘（图6-3-3），属于任脉。中：中间；脘：胃脘。穴当胃脘之中部，故名。《针灸大成》："手太阳、少阳、足阳明、任脉之会。"本穴有理气健脾和胃的功效，主治胃痛、呕吐等病证。

中脘：在上腹部，脐中上4寸，前正中线上。

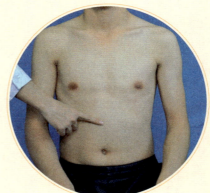

图 6-3-3 　中脘

刮治作用

1. 对胃痛、呕吐的疗效很好，还可以治疗吞酸、腹胀、食不化、泄泻、黄疸。

2. 还可以咳喘痰多。

3. 对癫痫、失眠亦有缓解作用。

刮治疗程

1. 治疗上述病症，可每次10分钟，每日1次，连续10天为一个疗程。连续治疗3天没有效果，请及时就医。

2. 可长期刮痧保健，每次3~5分钟，每日1次。

贴心提示

1. 本穴配内关、梁丘治胃痛；配天枢、内关、气海治急性肠梗阻；配天枢、足三里治痢疾。

2. 中脘配天枢，有和胃降逆、化湿去秽的作用，主治霍乱吐泻。

3. 中脘配气海，有益气摄血的作用，主治便血、呕血、脘腹胀痛。

4. 中脘配足三里，有调和胃气、升提脾气、祛湿化浊的作用，主治胃痛、泄泻、黄疸、四肢无力。

5. 中脘配胃俞，属俞募配穴法，有调中和胃、宽中利气的作用，主治胃脘胀满、食欲不振、呕吐呃逆。

气海——益气调经妙

⊕ 穴义

气海（图6-3-4），属于督脉。气：元气；海：深大也。此穴为元气汇聚之处，故名气海。此穴位于下腹部，有益气温阳的作用，常用作治疗腹痛、泄泻、遗尿、痛经等。

气海：在下腹部，脐中下1.5寸，前正中线上。

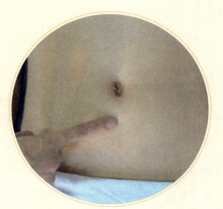

图6-3-4　气海

⊕ 刮治作用

1. 对于脾虚腹痛、泄泻、便秘、痢疾有较好作用。

2. 亦可治疗遗尿，阳痿，遗精，痛经，崩漏，带下，阴挺。

3. 对中风脱证有缓解作用。

⊕ 刮治疗程

1. 治疗上述病症，可每次10分钟，每日1次，连续10天为一个疗程。连续治疗3天没有效果，请及时就医。

2. 可长期刮痧保健，每次3~5分钟，每日1次。

⊕ 贴心提示

1. 气海配关元、阴陵泉、大敦、行间，有行气通经、清热除湿的作用，主治小便淋沥不尽，少腹胀痛、黄白带下。

2. 气海配血海，有补气养血、行气活血、通经散瘀的作用，主治小腹痞块、五淋、经闭不通。

3. 气海配小肠俞，有行气化浊的作用，主治带下、淋浊。

4. 气海配大敦、阴谷、太冲、然谷、三阴交、中极，有行气通经、养阴清热的作用，主治痛经、血崩、血淋。

5. 气海配三阴交，有养阴填精、培元固肾的作用，主治白浊、遗精、下腹痛、经少。

6. 此穴位于腹部，刮痧时一定要用力均匀，否则会觉得疼痛难忍。

中极——妇人经带可调之

◎ 穴义

中极（图6-3-5），属于任脉。中：中间；极：最。本穴位于人身上下左右之最中间，故名。《甲乙经》："足三阴、任脉之会。"此穴还为膀胱募穴，有益肾利水、调经止带、通利膀胱的作用。常用于治疗癃闭、月经病。

中极：在下腹部，脐中下4寸，前正中线上。

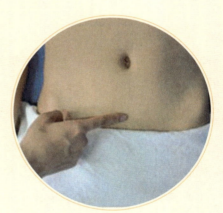

图6-3-5　中极

◎ 刮治作用

1. 治疗小便不利、遗尿、尿频。

2. 可治疗月经不调、带下、痛经、崩漏。

3. 可治疗遗精、阳痿。

◎ 刮治疗程

1. 治疗上述病症，可每次10分钟，每日1次，连续10天为一个疗程。连续治疗3天没有效果，请及时就医。

2. 可长期刮痧保健，每次3~5分钟，每日1次。

🌸 贴心提示

1. 中极配膀胱俞，属俞募配伍法，有调理脏腑气机的作用，主治膀胱气化功能不足引起的小便异常。

2. 中极配关元、三阴交、阴陵泉、次髎，有化气行水的作用，主治尿潴留、淋证。

3. 中极配三阴交、石门，有活血化瘀的作用，主治闭经、恶露不止。

4. 中极配中封、脾俞、小肠俞、章门、气海、关元，有调养肝脾、调理冲任的作用，主治白带、白浊、梦遗、滑精。

梁门——健脾和胃吃饭香

🌸 穴义

梁门（图 6-3-6），属于足阳明胃经。梁：通"粱"，即粮食；门：门户。此穴位于上腹部，相当于饮食出入胃腑之门户。本穴为胃经的郄穴，《甲乙经》："大惊乳痈，梁丘主之。"本穴常用来治疗胃痛。

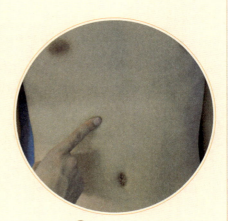

图 6-3-6　梁门

梁门：在上腹部，脐中上 4 寸，前正中线旁开 2 寸。

🌸 刮治作用

1. 治疗急性胃痛，乳痈。
2. 治疗膝关节肿痛，下肢不遂。

刮治疗程

1. 上述病症可每次 10 分钟，每日 1 次，连续 10 天为一个疗程。连续治疗 3 天没有效果，请及时就医。

2. 可长期刮痧保健，每次 3~5 分钟，每日 1 次。

贴心提示

1. 梁门配公孙、足三里、内关，有和胃、降逆、止痛的作用，主治胃痛、腹胀、呕吐。

2. 梁门配胃俞、脾俞、肾俞、上巨虚，有温肾健脾的作用，主治便溏。

天枢——便秘不愁

穴义

天枢（图 6-3-7），属于足阳明胃经。天枢是天星名，即天枢星。天：天地；枢：枢机，枢纽。此穴居人体中部，为人身上下枢要之处也，应天枢星相，故名天枢。《甲乙经》云："腹胀肠鸣，当脐而痛，肠胃间游气切痛，食不化，不嗜食，身肿，侠脐急，天枢主之。"天枢是治疗腹部疾病之要穴。

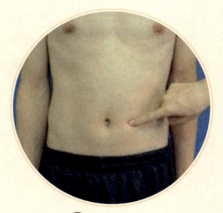

天枢：在腹中部，脐中旁开 2 寸处，与肚脐位于同一水平线二。

图 6-3-7 天枢

刮治作用

1. 调理胃肠道：对便秘有很好的疗效。也可以治疗腹胀肠鸣，绕脐疼痛、泄泻、肠炎。此穴通腑降浊、健脾和胃，对于胃肠道引起的腹部不适有良好的疗效。

2. 妇科疾病：治疗月经不调，痛经。

🏵 刮治疗程

1. 胃肠突发疾病每次 10 分钟，每日 1 次，连续 10 天为一个疗程。连续治疗 3 天没有效果，请及时就医。

2. 可长期刮痧保健，每次 3~5 分钟，每日 1 次。

水道——清湿热，利膀胱

🏵 穴义

水道（图 6-3-8），属于足阳明胃经。水：水液；道：道路。穴位深部相当于小肠并靠近膀胱，属下焦，为水道之所出，善治各种水肿病，故名。本穴常治疗水肿，小便不利。

水道：在下腹部，脐中下 3 寸，前正中线旁开 2 寸。

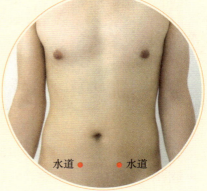

水道 ●　　●水道

图 6-3-8　水道

🏵 刮治作用

1. 可治疗水肿，小便不利，小腹胀满。

2. 治疗痛经，不孕，疝气。

3. 治疗经常刮痧可以减肥。

🏵 刮治疗程

1. 治疗上述病症，可每次 10 分钟，每日 1 次，连续 10 天为一个疗程。连续治疗 3 天没有效果，请及时就医。

2. 可长期刮痧保健，每次 3~5 分钟，每日 1 次。

TUJIE
GUASHA
LIAOFA

◎ 贴心提示

1. 水道配筋缩，有通经活络的作用，主治强直性脊柱炎。

2. 本穴位于下腹部，刮痧时要注意用力均匀。

中府——宣肺止咳

◎ 穴义

中府（图6-3-9），属于手太阴肺经。中：中气；府：聚集。手太阴脉起于中焦，穴当中气聚汇之处，故名。《甲乙经》："手足太阴之会。"本穴为肺募穴，手、足太阴交会穴。主治咳嗽、气喘等肺系病证。

　　中府：位于胸部，横平第1肋间隙，锁骨下窝外侧，前正中线旁开6寸。

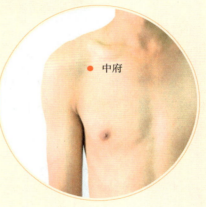

中府

图 6-3-9　中府

◎ 刮治作用

1. 主治咳嗽、气喘。

2. 对胸痛、肩背痛亦有疗效。

◎ 刮治疗程

1. 治疗上述病症，可每次10分钟，每日1次，连续10天为一个疗程。连续治疗3天没有效果，请及时就医。

2. 可长期刮痧保健，每次3~5分钟，每日1次。

◎ 贴心提示

1. 本穴配大椎、孔最治肺炎；配太溪、太渊、足三里治肺结核；配定喘、内关、膻中治支气管哮喘。

2.中府配肺俞，为俞募穴配穴法，有疏风解表、宣肺止咳的作用，主治外感咳嗽。

3.中府配复溜，有生津润燥的作用，主治肺燥热咳嗽。

4.中府配意舍，有降气宽胸的作用，主治胸满。

期门——胸腹胀痛不再有

◎ 穴义

期门（图6-3-10），属于足厥阴肝经。期：周期；门：门户。两侧胁肋如敞开之门户，穴在胁肋部，经气运行至此为一周期，故称期门。本穴为肝募穴，为足厥阴、足太阴与阴维脉交会穴，在胁肋部，主治胸胁胀痛。

期门：在胸部，第6肋间隙，前正中线旁开4寸。期门在胸部，当乳头直下即前正中线旁开4寸，第6肋间隙处。

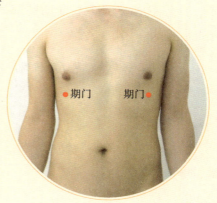

图 6-3-10 期门

◎ 刮治作用

1.对胸胁胀痛效果很好

2.亦可治腹胀，呃逆，吐酸。

3.治疗乳痈，郁闷。

◎ 刮治疗程

1.上述病症可每次10分钟，每日1次，连续10天为一个疗程。连续治疗3天没有效果，请及时就医。

2.可长期刮痧保健，每次3~5分钟，每日1次。

◎ 贴心提示

1.此穴位在胁肋部，刮痧时力量要均匀柔和。

2.期门配肝俞、膈俞,有疏肝活血化瘀的作用,主治胸胁胀痛。

3.期门配内关、足三里,有和胃降逆的作用,主治呃逆。

4.期门配阳陵泉、中封,有疏肝利胆的作用,主治黄疸。

日月——肝胆皆健康

❀ 穴义

日月(图6-3-11),属于足少阳胆经。日:太阳;月:月亮。日为阳,指胆;月为阴,指肝。此穴是治肝胆疾病的要穴。《甲乙经》:"足太阴、少阳之会";"太息善悲,少腹有热,欲走,日月主之。"此穴位于胁肋部,主治肝胆疾病。

日月:在胸部,第7肋间隙,前正中线旁开4寸。

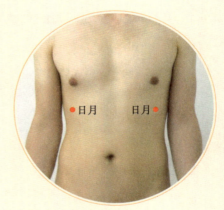

图6-3-11 日月

❀ 刮治作用

1.治疗肝胆疾病:黄疸,呕吐,吞酸,呃逆,胃脘痛。

2.治疗胁肋胀痛。

❀ 刮治疗程

1.治疗上述病症,可每次10分钟,每日1次,连续10天为一个疗程。连续治疗3天没有效果,请及时就医。

2.可长期刮痧保健,每次3~5分钟,每日1次。

❀ 贴心提示

1.此穴位在胁肋部,刮痧时力量要均匀柔和。

图解
刮痧疗法
TUJIE
GUASHA
LIAOFA

2. 日月配丘墟、阳陵泉、支沟，有疏肝理气止痛的作用，主治胁肋疼痛。

3. 日月配内关、中脘，有降逆止呕的作用，主治呕吐。

4. 日月配大椎、至阳、肝俞、阴陵泉，有清利湿热的作用，主治黄疸。

肩髃——通利关节

◎ 穴义

肩髃（图6-3-12），属于手阳明大肠经，出自《灵枢·经别》。此穴在肩端部肩峰与肱骨大结节之间，故名。此穴有疏经通络、理气化痰的作用；主要用于治疗肩臂挛痛、上肢不遂、瘾疹等病症。

肩髃：在肩部，三角肌上，臂外展，或向前平伸时，当肩峰前下方凹陷处。在肩峰前下方，当肩峰与肱骨大结节之间凹陷处；将上臂外展平举，肩关节部即可呈现出两个凹窝，前面一个凹窝中即为此穴。

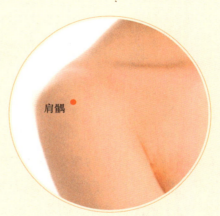

图 6-3-12　肩髃

◎ 刮治作用

1. 关节类疾病：此穴属手阳明大肠经，位于肩关节，并与阳跷脉相交会，故疏经活络、通利关节的作用甚强，为治疗上肢痛、麻、凉、瘫诸疾要穴。

2. 风热病：此穴还具有祛风通络、清热止痒的作用，可治疗外感风邪或风与血分之热相搏于肌肤之间所致的风热瘾疹。

3. 此穴通经理气、化痰散结的作用可用于治疗瘰疬、瘿气。

刮治疗程

1. 风热病可每次 10 分钟，每日 1 次，连续 10 天为一个疗程。连续治疗 3 天没有效果，请及时就医。

2. 关节类疾病可长期刮痧保健，每次 3~5 分钟，每日 1 次。

贴心提示

1. 本穴配天宗、肩髎治肩周炎；配肩髃、曲池治瘰疬；配阳溪治风疹。

2. 肩髃配肩髎、肩贞、臑俞，有活络止痛作用，主治肩关节周围炎。

3. 肩髃配阳溪，有疏风清热、调和营卫作用，主治风疹。

4. 肩髃配曲池、外关、合谷，有活血通络作用，主治上肢不遂。

肩髎——缓解肩痛

穴义

肩髎（图 6-3-13），属于手少阳三焦经。三焦经经气在此穴位化雨冷降归于地部。本穴物质为臑会穴传来的天部阳气，到本穴后，因散热吸湿化为寒湿的水湿云气，水湿云气冷降后归于地部，冷降的雨滴就像从孔隙中漏落一样，所以名"肩髎"。主治肩臂痛、上肢麻痹或瘫痪，及肩关节周围炎等。

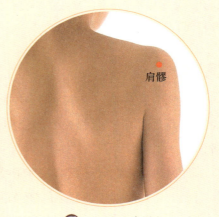

肩髎：在三角肌区，肩峰角与肱骨大结节两骨间凹陷中。上臂外展平举，肩关节部即可出现两个凹陷窝，后面一个凹陷窝即是本穴。

图 6-3-13 肩髎

⊛ 刮治作用

1. 此穴具有祛风湿、通经络的作用，主要用于肩、臂疾患等，如肩胛肌痉挛或麻痹、肩重不举、肩周炎、中风偏瘫、臂痛等。

2. 此穴具有活血通络的作用，所以对于荨麻疹、肩关节周围炎、脑血管后遗症、胸膜炎、肋间神经痛等有很好的疗效。

⊛ 刮治疗程

1. 关节肌肉病症，可每次 10 分钟，每日 1 次，连续 10 天为一个疗程。连续治疗 3 天没有效果，请及时就医。

2. 肩关节周围炎，可长期刮痧保健，每次 3~5 分钟，每日 1 次。

⊛ 贴心提示

1. 本穴配条口透承山、肩髎透极泉治肩周炎；配阳谷、天宗治臂痛。
2. 肩髎配肩井、天宗，有通经活络的作用，主治肩重不能举。
3. 肩髎配风池、曲池，有疏风泄热、调和营卫的作用，主治风疹。
4. 肩髎配外关、章门，有通络止痛的作用，主治肋间神经痛。

肩井——放松肩膀

⊛ 穴义

肩井（图 6-3-14），属于足少阳胆经。肩：指肩部。井：凹陷深处曰井。本穴在肩上凹处，故名"肩井"。肩井是八总穴之一，有"两臂曲池妙，两足肩井搜"之说，是治疗肩胛部疾病和足痿之要穴，胎产乳疾之常用穴。

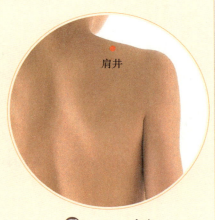

图 6-3-14　肩井

肩井：在肩上，前直乳中，当大椎与肩峰端连线的中点上。在肩上，乳头中点沿线向上，大椎与肩峰端（即肩膀最外端）连线的中点处即为此穴。

⊛ 刮治作用

1.疏经通络：放松肩背，有效缓解肩背僵硬、酸痛，对头痛眩晕、上肢无力也有一定疗效。治疗足痿（足痿即下肢痿废，肌肉无力，行走困难），可配合足三里、阳陵泉、承山、悬钟同用，效果显著。

2.催产通乳：刮痧对乳痈（类似于西医学的急性乳腺炎），产后乳汁少有一定治疗作用。

⊛ 刮治疗程

1.肩背不适、慢性乳房疾病，可长期刮痧保健，每次 3~5 分钟，每日 1 次。

2.产后乳汁少，可每次 10 分钟，每日 1 次，连续 10 天为一个疗程。连续治疗 3 天没有效果，请及时就医。

⊛ 贴心提示

哺乳期妇女可用本穴通乳，但孕妇不可使用本穴。

天宗——肩周可健康

⊛ 穴义

天宗（图 6-3-15），属手太阳小肠经，出自《针灸甲乙经》。穴在天宗骨上，故名。有舒筋活络、理气消肿的作用。

天宗：在肩胛区，肩胛冈中点与肩胛骨下角连线上 1/3 与下 2/3 交点凹陷中。

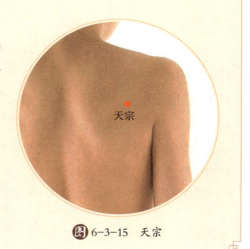

图 6-3-15　天宗

🏵 刮治作用

1. 主要用于胸肺、肩臂疾患等，如胸胁支满、咳嗽、气喘、肋间神经痛、乳腺炎、肩胛疼痛、落枕、肩周炎、肘外廉后侧痛及颊颔肿等。

2. 治疗肩周炎，肩背软组织损伤，乳腺炎，乳腺增生等。

🏵 刮治疗程

1. 胸肺等疾病可每次 10 分钟，每日 1 次，连续 10 天为一个疗程。连续治疗 3 天没有效果，请及时就医。

2. 肩周炎、肩背软组织损伤可长期刮痧保健，每次 3~5 分钟，每日 1 次。

🏵 贴心提示

1. 配肺俞治咳喘；配乳中、乳根、少泽治乳腺炎，并有催乳作用；配肩髃、肩髎、阳陵泉治肩周炎。

2. 天宗配臑会，有舒筋通络止痛的作用，主治肩臂肘痛、肩关节周围炎。

3. 天宗配膻中，有理气散结消肿的作用，主治乳痈、乳腺增生。

身柱——清热宣肺

🏵 穴义

身柱（图 6-3-16），属督脉。穴在肺俞正中，适当两肩胛的中央，为肩胛荷重的支柱，因名身柱。《针灸甲乙经》："身热狂走，谵语见鬼，瘛疭……癫疾，怒欲杀人。"有宣肺泄热、清心宁神作用。

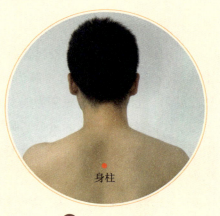

图 6-3-16 身柱

身柱：在脊柱区，第 3 胸椎棘突下凹陷中，后正中线上。

◉ 刮治作用

1. 主要用于胸肺、外感及心神疾患等，如咳嗽气喘、肺炎、支气管炎及哮喘、肺结核、百日咳、感冒，身热头痛，癫、狂、痫证，小儿抽搐、惊厥，神经衰弱、癔病及胸脊强痛。

2. 对小儿有强身保健作用。

◉ 刮治疗程

1. 治胸肺、外感及心神疾患，可每次 10 分钟，每日 1 次，连续 10 天为一个疗程。连续治疗 3 天没有效果，请及时就医。

2. 腰脊强痛，可长期刮痧保健，每次 3~5 分钟，每日 1 次。

◉ 贴心提示

1. 本穴配大椎、肺俞治慢性支气管炎；配大椎、风门治百日咳；配关元、足三里治佝偻病。

2. 身柱配本神，有行气疏风的作用，主治头痛、目眩。

3. 身柱配陶道、肺俞、膏肓俞，有补阳育阴的作用，主治虚损五劳七伤。

至阳——利胆理气

◉ 穴义

至阳（图 6-3-17），穴属督脉，位于背部，当七椎之下，考督脉为阳经，背亦属阳，七乃阳数，三阳为极，因名至阳。主治咳嗽、气喘、黄疸、胸胁胀闷、脊背强痛，以及肝炎、胆囊炎、疟疾等。

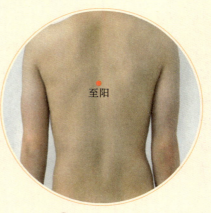

图 6-3-17 至阳

至阳：在脊柱区，第 7 胸椎棘突下凹陷中，后正中线上。

◉ 刮治作用

1. 肺胸类疾病：此穴具有宽胸理气的作用，所以可以治疗胸胁胀痛、肋间神经痛。

2. 肝胆类疾病：本穴为阳之极，可助脾阳除湿热，治疗黄疸、胁肋疼痛、四肢重痛、胆囊炎、胆道蛔虫症。

3. 胃肠类疾病：此穴有和胃的作用，可用于治疗胃肠炎。

4. 本穴位于背部，故可治疗胸背痛。督脉循行脊中，本穴属督脉，故又可治疗腰脊强痛。

◉ 刮治疗程

1. 治肺胸、肝胆类疾病，可每次 10 分钟，每日 1 次，连续 10 天为一个疗程。连续治疗 3 天没有效果，请及时就医。

2. 腰脊强痛，可长期刮痧保健，每次 3~5 分钟，每日 1 次。

◉ 贴心提示

1. 本穴配列缺治咳嗽胸痛；配肝俞、脾俞、阳陵泉、足三里治传染性肝炎；至阳透胆俞可治胆道蛔虫症。

2. 至阳配阳陵泉、日月，有疏肝利胆、清热止痛的作用，主治胁肋痛、黄疸、呕吐。

3. 至阳配心俞、内关，有宽胸利气、温阳通络的作用，主治心律不齐、胸闷。

4. 至阴配委中、腰阳关，可通经活络、行气止痛，主治腰脊强痛。

命门——温肾助阳调经

◉ 穴义

命门（图 6-3-18），属于督脉，出《针灸甲乙经》。命：生命；门：门户。肾为生命之源，穴在两肾之间，相当于肾气出入之门户，故名。有培元补肾、强健腰脊作用。

命门：在脊柱区，第2腰椎棘突下凹陷中，后正中线上。

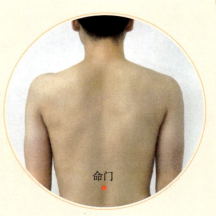

图6-3-18 命门

⊛ 刮治作用

1. 主要用于腰脊、肝肾疾患等：腰脊神经痛，脊柱炎，急性腰扭伤，小儿麻痹后遗症，前列腺炎，遗精，阳痿，早泄，盆腔炎，子宫内膜炎，赤白带下，肾炎，肾盂肾炎，小便不利，遗尿，白浊，贫血，神经衰弱，头晕耳鸣，小儿惊痫，癥瘕等。

2. 治疗虚损腰痛，遗尿，泄泻，遗精，阳痿，早泄，赤白带下，月经不调，胎屡坠，汗不出，寒热疟，小儿发痫，胃下垂，前列腺炎，肾功能低下。

⊛ 刮治疗程

1. 治肝肾疾患，可每次10分钟，每日1次，连续10天为一个疗程。连续治疗3天没有效果，请及时就医。

2. 腰脊疾患，可长期刮痧保健，每次3~5分钟，每日1次。

⊛ 贴心提示

1. 本穴配肾俞，治小便频数、老年腰痛；配灸百会、关元、三阴交、中髎，治遗尿；配膀胱俞、肾俞、水道，治肾炎；配大椎、膈俞、曲池、足三里，治缺铁性贫血。

2. 命门配肾俞，有调补肾气的作用，主治肾虚溺多、腰酸背痛。

3. 命门配肾俞、气海、然谷，有补益肾气、固涩精关的作用，主治阳痿、早泄、滑精。

4. 命门配天枢、气海、关元，有温肾健脾的作用，主治肾泄、五更泄。

腰阳关——益阳壮腰肾

⊛ 穴义

腰阳关（图 6-3-19）属于督脉，督脉为阳，穴属督脉，位于腰部转动处，如腰之机关，故名。此穴位具有祛寒除湿、舒筋活络的作用。

腰阳关：在脊柱区，第 4 腰椎棘突下凹陷中，后正中线上。

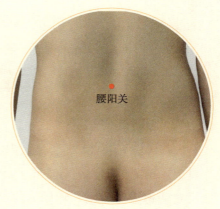
腰阳关

图 6-3-19 腰阳关

⊛ 刮治作用

1. 主要用于前阴及腰腿疾患：月经不调，赤白带下，功能性子宫出血，睾丸炎，遗精，阳痿，肾下垂，膀胱麻痹，脊髓炎，腰骶痛，坐骨神经痛及慢性肠炎等。

2. 治疗腰骶疼痛，下肢萎痹，月经不调，赤白带下，遗精，阳痿，便血，腰骶神经痛，坐骨神经痛，类风湿病，小儿麻痹，盆腔炎。

⊛ 刮治疗程

1. 治疗前阴及腰腿疾患，可每次 10 分钟，每日 1 次，连续 10 天为一个疗程。连续治疗 3 天没有效果，请及时就医。

2. 腰腿疾患，可长期刮痧保健，每次 3~5 分钟，每日 1 次。

⊛ 贴心提示

1. 本穴配次髎、中髎、关元、中极、曲骨，治疗膀胱麻痹；配肾俞、环跳、委中、足三里，治坐骨神经痛。

2. 腰阳关配肾俞、次髎、委中，有温经散寒、通经活络的作用，主治寒湿性腰痛、腿痛。

3. 腰阳关配肾俞、环跳、足三里、委中，有行气止痛、温经散寒的作用，主治坐骨神经痛、下肢痿软无力。

4.腰阳关配命门、悬枢，有行气通经、温阳散寒的作用，主治多发性神经炎。

大杼——祛风解表良

穴义

大杼（图6-3-20），属足太阳膀胱经。为足太阳、手太阳之会，八会穴之骨会。出《灵枢·刺节真邪》。别名背俞。该穴名意指膀胱经水湿之气在此吸热快速上行。本穴物质为膀胱经背俞各穴吸热上行的水湿之气，至本穴后虽散热冷缩为水湿成分较多的凉湿水气，但在本穴的变化为进一步的吸热胀散并化为上行的强劲风气，上行之气中水湿如同织布的梭子般向上穿梭，故名。主治感冒、发热、头痛、咳嗽、喘息、项强、肩背痛等。

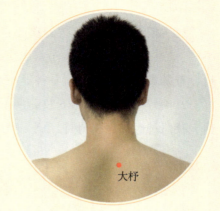

大杼：在脊柱区，第1胸椎棘突下，后正中线旁开1.5寸。

图6-3-20 大杼

刮治作用

1.呼吸系统疾病：此穴位有祛风解表、宣肃肺气的作用。治疗：支气管炎，支气管哮喘，肺炎。

2.精神神经系统疾病：此穴有清邪热的作用，可以治疗头痛、癫痫。

3.运动系统疾病：此穴位为八脉交会穴中的骨会，故有强筋骨的作用，所以用于治疗颈椎病、腰背肌痉挛、膝关节骨质增生。

刮治疗程

1.治疗呼吸系统、精神神经系统类疾病，可每次10分钟，每日1次，连续 10 天为一个疗程。连续治疗 3 天没有效果，请及时就医。

2. 运动系统疾病可长期刮痧保健，每次 3~5 分钟，每日 1 次。

◎ 贴心提示

1. 大杼配夹脊、绝骨，有强筋骨、通经络、调气血的作用，主治颈椎病。

2. 大杼配列缺、尺泽，有理肺、止咳、平喘的作用，主治咳嗽、气喘。

肺俞——肺脏通畅

◎ 穴义

肺俞（图 6-3-21），属于足太阳膀胱经。俞，同"腧，输"，有转输、运输、输注之义。本穴为肺气转输于背部之处，是诊断、治疗肺部疾患的重要腧穴，故名"肺俞"。本穴能通彻肺气，是治疗肺脏及皮肤病的常用穴。

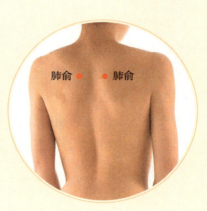

图 6-3-21 肺俞

> 肺俞：在背部，当第 3 胸椎棘突下，旁开 1.5 寸。

◎ 刮治作用

1. 宣肺平喘，止咳化痰：治疗胸闷，憋气，气喘，咳嗽，咳血，痰多，肺炎。

2. 补益肺气，补虚劳损：治疗常年气喘胸闷，肺病虚弱出汗，干咳口渴。

3. 皮科疾病：治疗皮肤瘙痒，瘾疹。

◎ 刮治疗程

1. 预防胸肺疾病急性发作，可每次 10 分钟，每日 1 次，连续 10 天为一个疗程。

2. 可长期刮痧保健，每次 3~5 分钟，每日 1 次。

贴心提示

某些患有肺部疾病的人，在此穴可寻得明显压痛，哮喘患者可与定喘穴配合使用，效果显著。

厥阴俞——强心利肺

穴义

厥阴俞（图 6-3-22），属于足太阳膀胱经，用于厥阴经之名，指厥阴经气血为心血的气化之气，与心包相应，故名"厥阴俞"。厥阴俞名意指心室外卫心包中的干热之气由此外输膀胱经。此穴可以治疗咳嗽、呕吐、心律不齐、失眠等。

厥阴俞：在背部，当第 4 胸椎棘突下，旁开 1.5 寸。

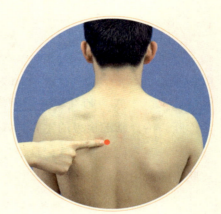

图 6-3-22 厥阴俞

刮治作用

1. 心血管系统：此穴为厥阴经气血为心血的气化之气，刮治有强心的作用，可用于治疗心悸、心绞痛、心律不齐、风湿性心脏病。

2. 呼吸系统：能扩大气道，对气喘有直接疗效，也有止咳作用。

刮治疗程

1. 心血管和呼吸系统疾病，可每次 10 分钟，每日 1 次，连续 10 天为一个疗程。连续治疗 3 天没有效果，请及时就医。

2. 喘病可长期刮痧保健，每次 3~5 分钟，每日 1 次。

图解
刮痧疗法
TUJIE
GUASHA
LIAOFA

贴心提示

1. 治疗上述心血管疾病，可与心俞、内关相配；治疗上述呼吸系统疾病，可使用肺俞、孔最相配。

2. 另外此穴位还可以使胸部伸张，使怯弱性格者缓解紧张，降低自我防卫意识，从而增加自信，克服懦弱的性格。

心俞——给心的力量

穴义

心俞（图 6-3-23），属于足太阳膀胱经。心藏神，为心脏之俞，故名"心俞"。心俞主治有关心脏近旁诸症，以及食道、气道诸病。

心俞：在背部，当第 5 胸椎棘突下，旁开 1.5 寸。

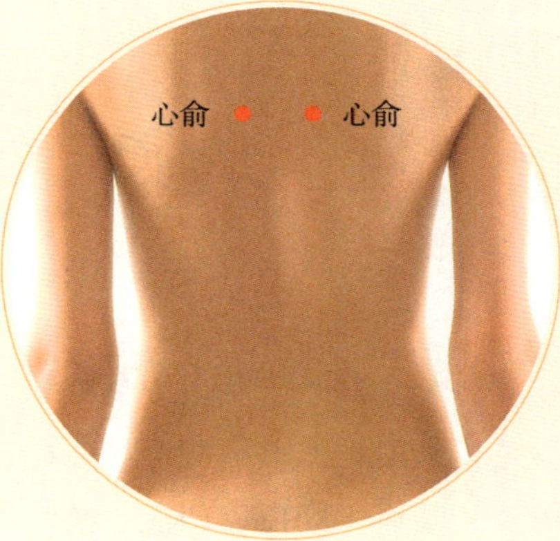

图 6-3-23 心俞

刮治作用

1. 心脏疾病：宽心降气，宁心止痛。治疗心绞痛，痛引肩背，心悸，冠心病，心律不齐。

2. 神志疾病：宁心安神。治疗失眠，健忘，心烦。

刮治疗程

1. 预防心脏疾病急性发作，可每次 10 分钟，每日 1 次，连续 10 天为一个疗程。

2. 可长期刮痧保健，每次 3~5 分钟，每日 1 次。

贴心提示

治疗上述心脏疾病，可使用心俞与内关相配；治疗上述神志疾病，可使用心俞与神门相配。

膈俞——凉血行血

⊛ 穴义

膈俞（图 6-3-24），属于足太阳膀胱经。本穴近膈肌，内应横膈膜而为之俞，故名膈俞。本穴为八会穴之"血会"、四花穴之一，是治疗膈肌病变之常用穴、血证之要穴。

膈俞：在背部，与肩胛骨下缘平齐（即第 7 胸椎棘突下），旁开 1.5 寸。

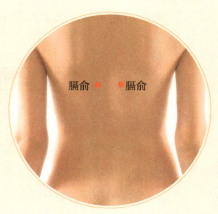

膈俞 • • 膈俞

图 6-3-24　膈俞

⊛ 刮治作用

1. 和血理血：治疗一切血证以及与血分有关的病证。治疗出血证，如鼻出血、咳血、吐血、便血；治疗血虚证，如面色苍白、身体虚弱；治疗血瘀证，如皮下出血、痛经，月经色黑、夹有血块；治疗与血分有关的皮科疾病，如皮肤瘙痒、湿疹。

2. 通膈降逆：治疗膈肌以及脾胃疾病，如膈肌痉挛、呃逆、胃痛、恶心、呕吐。

⊛ 刮治疗程

1. 治疗出血证、脾胃疾病，可每次 10 分钟，每日 1 次，连续 10 天为一个疗程。连续治疗 3 天没有效果，请及时就医。

2. 慢性出血可长期刮痧保健，每次 3~5 分钟，每日 1 次。

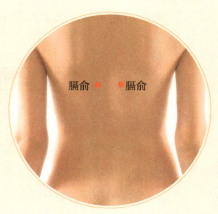

肝俞——气顺心情好

穴义

肝俞（图6-3-25），属于足太阳膀胱经。肝在膈下，本穴内应肝脏而为之俞，故名"肝俞"。此穴主治肝胆疾病，又因肝开窍于目，故又可治疗眼睛疾患。

肝俞：在背部，当第9胸椎棘突下，旁开1.5寸。

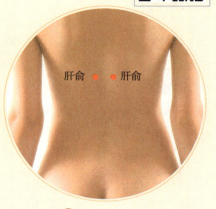

图 6-3-25　肝俞

刮治作用

1. 疏肝利胆：对生气所致的腹胀腹痛、胁肋胀痛，女性经期乳房胀痛有良好效果，对黄疸、酒精肝、脂肪肝有一定防治作用。

2. 清热明目：治疗头痛，眩晕，双目红肿痒痛，视物模糊。

刮治疗程

1. 治头目不适、情志不舒，可每次10分钟，每日1次，连续10天为一个疗程。连续治疗3天没有效果，请及时就医。

2. 可长期刮痧保健，每次3~5分钟，每日1次。

胆俞——告别胆囊炎

穴义

胆俞（图6-3-26），属于足太阳膀胱经。胆附于肝，本穴内应于胆，而为之俞，故名"胆俞"。胆俞所治疾病，多与肝俞相合。

胆俞：在背部，当第 10 胸椎棘突下，旁开 1.5 寸。

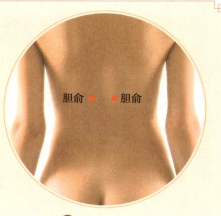

图 6-3-26　胆俞

刮治作用

1. 肝、胆、胃的疾病：对胆囊炎有良好疗效；治疗黄疸，口苦，呕吐胆汁，饮食不消化，反胃。

2. 胸胁疾病：治疗胸胁疼痛，腋下肿痛。

刮治疗程

1. 治胸胁不适，可每次 10 分钟，每日 1 次，连续 10 天为一个疗程。连续治疗 3 天没有效果，请及时就医。

2. 肝胆疾病，可长期刮痧保健，每次 3~5 分钟，每日 1 次。

脾俞——健脾食欲好

穴义

脾俞（图 6-3-27），属于足太阳膀胱经。本穴与脾相应，而为之俞，故名"脾俞"。本穴主治脾胃虚弱，气血不足。

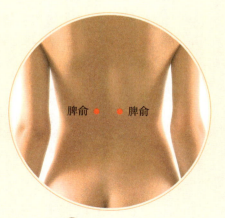

脾俞：在背部，当第 11 胸椎棘突下，旁开 1.5 寸。

图 6-3-27　脾俞

⚕ 刮治作用

1. 调理脾胃：治疗腹胀，饮食不化，呕吐，胃痛，胃炎，胃溃疡，腹泻，痢疾。

2. 健运脾胃，增加食欲，补养身体：治疗气血不足，身体倦怠乏力。

3. 治疗水肿病。

⚕ 刮治疗程

1. 治胃肠疾病，可每次 10 分钟，每日 1 次，连续 10 天为一个疗程。连续治疗 3 天没有效果，请及时就医。

2. 可长期刮痧保健以调理脾胃、补养身体，每次 3~5 分钟，每日 1 次。

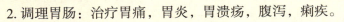

胃俞——增加胃动力

⚕ 穴义

胃俞（图 6-3-28），属于足太阳膀胱经。本穴与胃相应，而为之俞，故名"胃俞"，是治疗胃病的重要腧穴。

胃俞：在背部，当第 12 胸椎棘突下，旁开 1.5 寸。

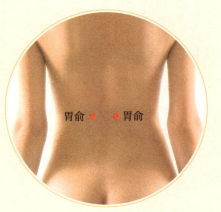

图 6-3-28　胃俞

⚕ 刮治作用

1. 增加胃动力，促进消化：治疗胃胀，胃痛，不消化，呕吐。

2. 调理胃肠：治疗胃痛，胃炎，胃溃疡，腹泻，痢疾。

1. 治急性胃肠不适，可每次 10 分钟，每日 1 次，连续 10 天为一个疗程。连续治疗 3 天没有效果，请及时就医。

2. 慢性胃肠疾病，可长期刮痧保健，每次 3~5 分钟，每日 1 次。

肾俞——强生命之根

⊛ 穴义

肾俞（图 6-3-29），属于足太阳膀胱经。本穴与肾相应，而为之俞，故名"肾俞"，是补肾之要穴，治疗与肾脏有关的男科病、妇科病以及脑、髓、骨、耳、齿、腰诸疾。

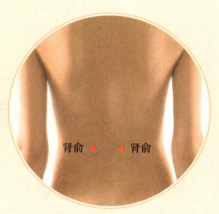

图 6-3-29　肾俞

肾俞：在背部，当第 2 腰椎棘突下，旁开 1.5 寸。

⊛ 刮治作用

1. 益肾助阳，强身健体：能强腰聪耳，治疗髓海空虚所致的头晕目眩、头痛、牙痛、牙龈萎缩、耳鸣、耳聋、腰痛、腰膝酸软。

2. 泌尿系统疾病：治疗小便不利，遗尿，水肿。

3. 生殖系统疾病：治疗男性遗精、阳痿不育，女性月经不调、白带过多、宫寒不孕。

⊛ 刮治疗程

1. 治泌尿、生殖系统疾病，可每次 10 分钟，每日 1 次，连续 10 天为一个疗程。连续治疗 3 天没有效果，请及时就医。

2. 可长期刮痧保健，每次 3~5 分钟，每日 1 次。

大肠俞——疏调肠胃

☸ 穴义

大肠俞（图6-3-30），属于足太阳膀胱经。本穴与大肠相应，而为之俞，故名"大肠俞"，名意指大肠腑中的水湿之气由此外输膀胱经。主治腹痛、腹胀、肠鸣、泻痢、便秘、腰脊痛，及细菌性痢疾、肠梗阻、坐骨神经痛等。

大肠俞：在脊柱区，第4腰椎棘突下，后正中线旁开1.5寸。

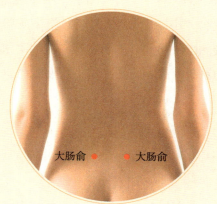

图6-3-30　大肠俞

☸ 刮治作用

1. 胃肠道疾病：刮痧具有理气的作用，作用于大肠，治疗泄泻、便秘、痢疾、痔疾、腹胀。

2. 腰脊疾病：局部刮痧治疗腰痛。

☸ 刮治疗程

1. 治胃肠道疾病，可每次10分钟，每日1次，连续10天为一个疗程。连续治疗3天没有效果，请及时就医。

2. 可长期刮痧保健，每次3~5分钟，每日1次。

☸ 贴心提示

1. 治疗上述胃肠道疾病可与胃俞相配。

2. 大肠俞与肺俞相表里，而肺与皮肤息息相关，故而经常刮大肠俞与肺俞会让皮肤变好。

小肠俞——二便皆可畅

⊛ 穴义

小肠俞（图 6-3-31），属于足太阳膀胱经。本穴与小肠相应，而为之俞，故名"小肠俞"。该穴名意指小肠腑的湿热之气由此外腧膀胱经。主治泌尿生殖系统疾患、腹泻、痢疾、腰骶痛。

小肠俞：在骶区，横平第 1 骶后孔，骶正中嵴旁开 1.5 寸。

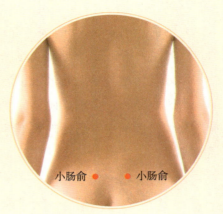

小肠俞　●　　●　小肠俞

图 6-3-31　小肠俞

⊛ 刮治作用

1. 肾脏疾病：作用于下焦，治疗遗精、遗尿、尿血、带下、疝气等病证。

2. 胃肠类疾病：作用于小肠，治疗腹痛、泄泻、便秘等病症。

3. 腰部疾病：局部刮痧治疗腰痛。

⊛ 刮治疗程

1. 治胃肠道疾病，可每次 10 分钟，每日 1 次，连续 10 天为一个疗程。连续治疗 3 天没有效果，请及时就医

2. 可长期刮痧保健，每次 3~5 分钟，每日 1 次。

⊛ 贴心提示

因小肠与心互为相表里，于是心火亦可用刮小肠俞来降。

◎ 穴义

膀胱俞（图 6-3-32），属于足太阳膀胱经，本穴与膀胱相应，故名"膀胱俞"该穴名意指膀胱腑中的寒湿水汽由此外输膀胱经。因为膀胱与肾互为相表里，所以主治疾病大致相同，此穴的主治疾病为：夜尿症、阳痿、带下、腰痛、男女生殖疾病等。

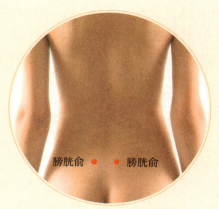

膀胱俞 ● ● **膀胱俞**

图 6-3-32　膀胱俞

膀胱俞：在骶区，横平第 2 骶后孔，骶正中嵴旁开 1.5 寸。

◎ 刮治作用

1.膀胱肾脏疾病：具有温阳的作用，可以治疗尿频、遗尿、遗精。

2.腰脊疾病：局部刮痧治疗腰脊强痛，腰肌劳损，腰背酸软。

3.治疗泄泻，便秘。

◎ 刮治疗程

1.膀胱和肾脏疾病，可每次 10 分钟，每日 1 次，连续 10 天为一个疗程。连续治疗 3 天没有效果，请及时就医。

2.腰痛可长期刮痧保健，每次 3~5 分钟，每日 1 次。

◎ 贴心提示

1.治疗上述膀胱、肾脏疾病可与肾俞、小肠俞相配。

2.治疗上述泄泻、便秘等疾病可与大肠俞相配。

次髎——小腹病可去

穴义

次髎（图6-3-33），属于足太阳膀胱经。该穴名意指膀胱经的地部经水由此从体表流入体内。本穴物质为膀胱经上部经脉下行的地部水液，至本穴后，由本穴的地部孔隙从地之天部流入地之地部，故名次髎。

次髎穴：在骶区，正对第2骶后孔中。

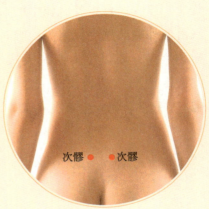

次髎 ● ● 次髎

图6-3-33 次髎

刮治作用

1. 下焦疾患：治疗月经不调，痛经，带下，不孕，小便不利，遗尿，遗精，阳痿，疝气，肠鸣，泄泻，背寒。

2. 腰腿类疾病：治疗腰痛，下肢痿痹，下肢不仁。

3. 现代研究多可用于治疗阴痒、子宫脱垂、盆腔炎、卵巢炎、子宫内膜炎、睾丸炎、骶髂关节炎、坐骨神经痛等，并可作催产、引产之用。

刮治疗程

1. 治下焦疾病，可每次10分钟，每日1次，连续10天为一个疗程。连续治疗3天没有效果，请及时就医。

2. 有腰部疾病可长期刮痧保健，每次3~5分钟，每日1次。

贴心提示

1. 此穴配关元、三阴交，有调理下焦、活血调经的作用，主治月经不调、带下。

2. 此穴配商丘、涌泉，有健脾补肾、暖胞宫的作用，主治痛经不孕。

3. 八髎穴相配可治疗下肢疾患。

下髎——通调二便

穴义

下髎（图6-3-34），属于足太阳膀胱经。下髎名意指膀胱经的地部经水由此从体表流入体内。本穴物质为膀胱经上部经脉下行的地部水液，至本穴后，由本穴的地部孔隙从地之天部流入地之地部，故名下髎。可补益下焦，强腰利湿。有理下焦、强腰膝的作用。

下髎：在骶区，正对第4骶后孔中。

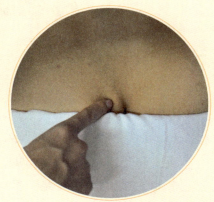

图6-3-34　下髎

刮治作用

1. 胃肠类疾病：可以调理并且补益下焦，治疗小腹痛、小便不利、便秘。

2. 腰部疾病：局部刮痧可以治疗腰骶痛、坐骨神经痛。

3. 主治前后二阴疾病，可以治疗下肢瘫痪。

刮治疗程

1. 治疗胃肠道疾病可每次10分钟，每日1次，连续10天为一个疗程。连续治疗3天没有效果，请及时就医。

2. 有腰部疾病可长期刮痧保健，每次3~5分钟，每日1次。

贴心提示

1. 此穴现代研究可以治疗睾丸炎、卵巢炎、盆腔炎、子宫内膜炎、肠鸣、阴痒等疾病。

2. 临床上，八髎穴一般配合治疗瘫痪类疾病。

第四节　下肢部穴位

足三里——强身健体

⊕ 穴义

足三里（图6-4-1），属于足阳明胃经。足：指穴所在部位为下肢；三里：指此穴是胃经精气功能的聚集点，主治腹部上、中、下三部之病，故名曰"三里"。足三里是四总穴之一，《四总穴歌》云："肚腹三里留。"以言足三里对腹部胃肠疾病的治疗作用。

足三里：在小腿前外侧，当犊鼻下3寸，距胫骨前缘1横指（中指）处。即由外膝眼向下量4横指，在腓骨与胫骨之间，由胫骨旁量1横指处。

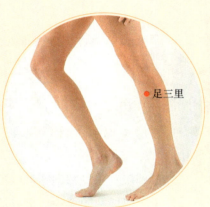
● 足三里

图6-4-1　足三里

⊕ 刮治作用

1. 调理脾胃疾病：促进消化吸收的作用，对胃痛、呕吐、噎嗝、腹胀、腹痛、肠鸣、消化不良、泄泻、便秘、痢疾有很好的疗效。治疗呕吐可配内关穴同用，效果显著。

2. 保健长寿：增强机体免疫功能，抗衰老，有防病保健的作用。

⊕ 刮治疗程

1. 治脾胃病，每次10分钟，每日1次，连续10天为一个疗程。连续治疗3天没有效果，请及时就医。

2. 可长期刮痧保健，每次3~5分钟，每日1次。

上巨虚——肠痈经验穴

◎ 穴义

上巨虚（图6-4-2），属于足阳明胃经。上：相对于下而言；巨：巨大；虚，空虚。本穴原名"巨虚上廉"，指本穴在胫、腓骨间之巨大空隙处，跷足抬脚，本穴在巨大空隙处之上方，故名。本穴属足阳明胃经，为大肠之下合穴，可以治疗胃肠病证。

上巨虚：在小腿外侧，犊鼻（膝前区，髌韧带外侧凹陷中）下6寸（直量2次四横指），犊鼻与解溪（踝关节前面中央凹陷中，拇长伸肌腱与趾长伸肌腱之间）连线上。

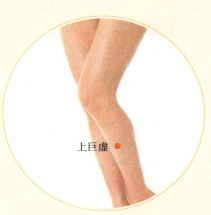

上巨虚

图6-4-2　上巨虚

◎ 刮治作用

1. 调理肠胃，理气通腑：治疗肠痈、泄泻和便秘效果好。

2. 疏经行气：治疗下肢痿痹，脚气。

◎ 刮治疗程

1. 每次10分钟，每日1次，连续10天为一个疗程。

2. 长期刮痧保健，每次3~5分钟，每日1次。

◎ 贴心提示

1. 可增强胃与阑尾蠕动，促进阑尾排空。

2. 治肠痈配足三里，对瘀滞型、蕴热型效果好，热毒型效果欠佳。

3. 治便秘配大肠俞有较好的效果。

图解
刮痧疗法

TUJIE
GUASHA
LIAOFA

下巨虚——调理肠胃

❀ 穴义

下巨虚（图6-4-3），属于足阳明胃经。下：相对于上而言；巨：巨大；虚，空虚。本穴原名"巨虚下廉"，指本穴在胫、腓骨间之巨大空隙处，跷足抬脚，本穴在巨大空隙处之下方，故名。本穴属足阳明胃经，为小肠之下合穴，适用于小肠诸疾；可用于治疗下肢痿痹、乳痈等疾患。

下巨虚：在小腿外侧，犊鼻（膝前区，髌韧带外侧凹陷中）下9寸（直量3次四横指），犊鼻与解溪（踝关节前面中央凹陷中，拇长伸肌腱与趾长伸肌腱之间）连线上。

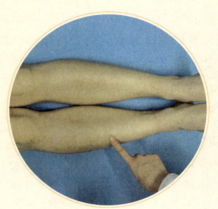

图 6-4-3　下巨虚

❀ 刮治作用

1. 调理肠胃，通降腑气：治疗泄泻、痢疾和腹泻效果显著。
2. 通经活络：治疗小腹痛、下肢痿痹和乳痈效果好。

❀ 刮治疗程

1. 每次10分钟，每日1次，连续10天为一个疗程。
2. 长期刮痧保健，每次3~5分钟，每日1次。

❀ 贴心提示

1. 下巨虚配幽门、太白，有清利湿热的作用，主治泻痢脓血。
2. 下巨虚配阳陵泉、解溪，有活血通络的作用，主治下肢麻木。

丰隆——祛除顽痰

◎ 穴义

丰隆（图6-4-4），属于足阳明胃经。丰隆，象声词，为"轰隆"之假借词。胃经气血充盛，从天而降，如雷雨之轰隆有声，故名丰隆。《玉龙歌》云："痰多宜向丰隆泻。"此穴有沉降胃浊、去除顽痰之功，是治疗痰湿病证之要穴，是痰疾之经验效穴。

丰隆：在小腿前外侧，当外踝尖上8寸，条口外，距胫骨前缘2横指（中指）。即在小腿前外侧，膝中水平线（前平膝盖下缘，后平腘横纹）与外踝尖连线的中点，距胫骨前缘约2横指处凹陷中为此穴。

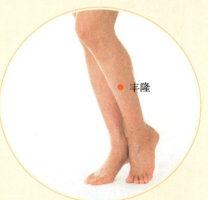

图6-4-4 丰隆

◎ 刮治作用

1. 健脾化痰：治疗咳嗽、痰多、哮喘，对高血脂、动脉粥样硬化、头痛眩晕、神志癫狂也有疗效。

2. 下肢疾病：疏通经络，治疗下肢痿痹、小腿转筋。

◎ 刮治疗程

可长期刮痧保健，每次3~5分钟，每日1次。

内庭——胃火自此消

◎ 穴义

内庭（图6-4-5），属于足阳明胃经。内：里边；庭：庭院。对历兑来说，本穴犹如门内的庭院，故名。内庭名意指胃经的天部之气在此散热冷降。本穴为足阳明胃经的荥穴，主要治疗齿痛和热病。

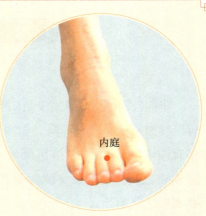

图 6-4-5　内庭

内庭：在足背，第 2、3 趾间，趾蹼缘后方赤白肉际处。

🏵 刮治作用

1. 治疗齿痛、咽喉肿痛、热病和鼻衄疗效好。

2. 健脾和胃，清泻胃火：治疗腹痛，腹胀，便秘，痢疾。

3. 对足背肿痛有一定的疗效。

🏵 刮治疗程

1. 每次 10 分钟，每日 1 次，连续 10 天为一个疗程。

2. 长期刮痧保健，每次 3~5 分钟，每日 1 次。

🏵 贴心提示

1. 内庭配合谷，有清泻邪热的作用，主治牙龈肿痛。

2. 内庭配上星、太阳、头维，有清利头目的作用，主治头痛、目赤肿痛。

阳陵泉——抽筋停下来

🏵 穴义

阳陵泉（图 6-4-6），属于足少阳胆经。阳：穴在膝下外侧，属阳；陵：土丘也，膝突如陵；泉，水泉也。本穴位于腓骨头前下方，孔穴甚深，故名阳陵泉，位置上与阴陵泉相对应。《素问·脉要精微论》云："膝者筋之府。"本穴为八会穴之"筋会"，是治疗筋病和肝郁诸疾之要穴。

阳陵泉：在小腿外侧，当腓骨头前下方凹陷处。即小腿外侧，膝盖外下方，以拇指指腹按于腓骨头，拇指向下斜指胫骨前脊，拇指尖所指之处是此穴。

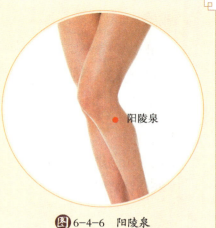

图 6-4-6　阳陵泉

💮 刮治作用

1. 舒筋止痉：对抽筋有很好的效果，治疗下肢痿痹、筋软无力、膝髌肿痛、半身不遂。

2. 疏肝利胆：对黄疸所致的口苦、呕吐胆汁，胆囊炎，胆结石有一定防治作用。

💮 刮治疗程

1. 抽筋后保健，每次 10 分钟，每日 1 次，连续 10 天为一个疗程。
2. 可长期刮痧保健，每次 3~5 分钟，每日 1 次。

悬钟——降血压妙穴

💮 穴义

悬钟（图 6-4-7），属于足少阳胆经。穴当足踝上 3 寸，昔时常有小儿此处悬带响铃似钟而得名。悬钟穴意指胆经上部经脉的下行经水在此飞落而下。本穴为八会穴之"髓会"，主治颈项强痛。

悬钟：在小腿外侧，外踝尖上 3 寸，腓骨前缘处。

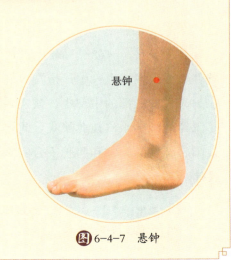

图 6-4-7　悬钟

刮治作用

1. 治疗颈项强痛、偏头痛和咽喉肿痛疗效好。

2. 疏肝益肾，强筋健骨：治疗胸胁胀痛，下肢痿痹，脚气。

3. 对痔疾、便秘有一定的治疗作用。

刮治疗程

1. 每次 10 分钟，每日 1 次，连续 10 天为一个疗程。

2. 长期刮痧保健，每次 3~5 分钟，每日 1 次。

贴心提示

1. 悬钟配肾俞、膝关、阳陵泉，有祛风湿、健腰膝的作用，主治腰腿痛。

2. 悬钟配风池、后溪，有祛风活络的作用，主治颈项强痛。

3. 悬钟配环跳、风市、阳陵泉，有通经活络、舒筋止痛的作用，主治坐骨神经痛。

委中——腰腿不再痛

穴义

委中（图 6-4-8），属于足太阳膀胱经。委：堆积也；中：指穴内气血所在为天人地三部的中部也。该穴名意指膀胱经的湿热水汽在此聚集。此穴为足太阳膀胱经的合穴和膀胱下合穴，治疗腰痛。

委中：俯卧，微屈膝，腘横纹正中央，两筋之间即是本穴。

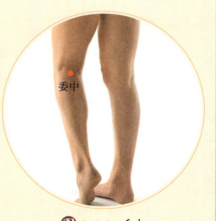

图 6-4-8　委中

🏵 刮治作用

1. 祛风利湿，强健腰膝：治疗腰痛和下肢痿痹疗效好。
2. 治疗腹痛、吐泻。
3. 对小便不利和遗尿有一定疗效。
4. 治疗丹毒，瘾疹，皮肤瘙痒和疔疮。

🏵 刮治疗程

1. 每次 10 分钟，每日 1 次，连续 10 天为一个疗程。
2. 长期刮痧保健，每次 3~5 分钟，每日 1 次

🏵 贴心提示

1. 委中配肾俞、腰阳关，有强腰舒筋、活络止痛的作用，主治腰腿痛、坐骨神经痛。
2. 委中配曲池、风市，有祛风清热、凉血解毒的作用，主治湿疹、疔疮。
3. 委中配阳陵泉、悬钟，有补髓强筋、活血通络的作用，主治下肢痿痹。

承山——舒筋解痉

🏵 穴义

承山（图 6-4-9），属于足太阳膀胱经。承：承受、承托也；山：土石之大堆也，此指穴内物质为脾土。承山名意指随膀胱经经水下行的脾土微粒在此固化。本穴主治大肠病。

承山：在小腿后区，腓肠肌两肌腹与肌腱交角处。即腘横纹中央至外踝尖平齐处连线的中点是本穴。

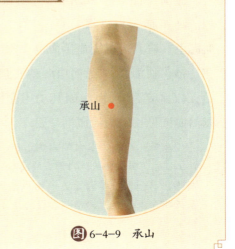

承山

图 6-4-9 承山

刮治作用

1. 益肾固精，壮腰强身：治疗腰腿拘急疼痛和脚气。

2. 治疗痔疾、便秘效果好。

刮治疗程

1. 每次 10 分钟，每日 1 次，连续 10 天为一个疗程。

2. 长期刮痧保健，每次 3~5 分钟，每日 1 次。

贴心提示

1. 承山配环跳、阳陵泉，有舒筋活血通络的作用，主治腓肠肌痉挛、下肢痿痹。

2. 承山配大肠俞、秩边，有理气清热、通调肠腑的作用，主治便秘。

血海——调经活血

穴义

血海（图 6-4-10），属于足太阴脾经。血：指气血；海：百川皆归之处。血海者，言其可以统血摄血也。《金针梅花诗钞》血海条："缘何血海动波澜，统摄无权血妄行。"血海因其功用而得名，以治血证见长，为治血第一要穴。

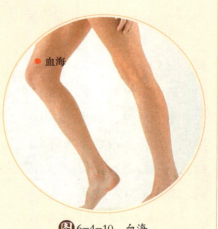

图 6-4-10　血海

血海：屈膝，在大腿内侧，髌底内侧端上 2 寸，当股四头肌内侧头的隆起处。即屈膝，以一侧手掌放于另一侧右膝上，二至五指向上伸直，拇指与食指约成 45° 角斜置，拇指尖下为此穴。

刮治作用

1.妇科疾病：此穴为妇科调血要穴，调经统血，治疗月经不调、经闭、痛经、崩漏。

2.皮科疾病：治疗皮肤瘙痒、风疹、湿疹、瘾疹、荨麻疹、丹毒。此类皮肤病多因脾经湿热或血燥生风所致，古语云："治风先治血，血行风自灭。"此穴活血凉血，清热化湿，收效良好，可与曲池、膈俞等穴配合使用，疗效更好。

刮治疗程

1.可长期刮痧保健，每次 3~5 分钟，每日 1 次。

贴心提示

女性月经期间请酌情使用本穴。

阴陵泉——减肥效果好

穴义

阴陵泉（图 6-4-11），属于足太阴脾经。阴：指下肢内侧，属阴；陵：土丘也，膝突如陵；泉，水泉也。犹如阴侧陵下之深泉，故名阴陵泉。阴陵泉在五行属性中属水，故擅滋阴养血，同时利水祛湿，是治湿之要穴，治疗脾虚湿盛诸疾。

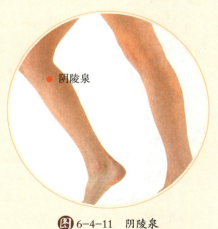

阴陵泉

图 6-4-11　阴陵泉

阴陵泉：在小腿内侧，胫骨内侧髁后下方凹陷处。即从下往上触摸小腿的内侧，左膝盖的膝盖骨下面，可摸到凸块（胫骨内侧髁），凸块的后下方凹陷处为此穴。

刮治作用

1. 减肥除肿：减肥效果好，并且治疗腹胀、泄泻、水肿、下肢肿、膝盖红肿、小便不利。以上各病都是由于人体内水液代谢运输失常，水液停聚于身体某处导致水肿腹大，阴陵泉功在健脾祛湿、利尿消肿，对于此类疾病疗效显著。

2. 妇科、男科疾病：治疗妇人阴痛、带下，男科阴茎痛、遗精。

3. 下肢关节疾病：局部取穴治疗膝关节肿痛，下肢痿痹、麻木。

刮治疗程

可长期刮痧保健，每次 3~5 分钟，每日 1 次。

贴心提示

本穴位于小腿内侧，皮肤肌肉比外侧脆弱，刮治时请注意用力适宜，避免刮破皮肤、刮伤肌肉和肌腱。

三阴交——妇科不可少

穴义

三阴交（图 6-4-12），属于足太阴脾经。三阴：足三阴经也；交：交会也。三阴交名意指足部的脾、肝、肾经三条阴经的经脉在本穴交会，故名三阴交。

三阴交：在小腿内侧，当足内踝尖上 3 寸，胫骨内侧缘后方。即正坐屈膝成直角，在小腿内侧，四指并拢，以小指下缘紧靠内踝尖上，食指上缘所在水平线与胫骨后缘交点处为此穴。

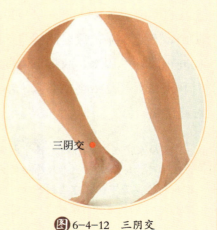

图 6-4-12 三阴交

三阴交

三阴交主入血分和阴分，被誉为"妇科第一要穴"，是治疗妇科病、血证以及与肝脾肾三脏相关的男女生殖、泌尿系统疾病的常用穴。

🏵 刮治作用

1.妇科疾病：调经止带，治疗月经不调、痛经、月经量少、崩漏带下、不孕、妇女产后不适等妇科血证。

2.男女泌尿系统疾病：治疗小便不利，遗尿，遗精，疝气。

3.滋补肝肾：治疗失眠、眩晕，这些疾病多由长期劳累，肝肾阴血亏虚所致，此穴补肝肾、滋肾阴，疗效显著。与神门穴相配，可养血安神，治疗失眠、神经衰弱、健忘、头昏、头痛、心烦、焦虑、抑郁，对于更年期所出现的各种不适也有很好的疗效。

4.皮肤疾病：滋阴养血，治疗皮肤瘙痒、瘾疹、荨麻疹，可与曲池、膈俞等穴配合使用，疗效更好。

5.下肢疾病：治疗下肢痿痹。

6.此穴功在补益肝肾，调经止带，健脾养血，故对上述各类疾病都有疗效。

🏵 刮治疗程

可长期刮痧保健，每次 3~5 分钟，每日 1 次。

🏵 贴心提示

1.此穴为女科重用，可长期刮治，能滋补三阴，养血活血，令人气血和畅，面色红润，有美容驻颜之效。

2.各位准妈妈需要注意，此穴养血亦能活血，孕妇在日常保健中禁用。

3.女性月经期间请酌情使用本穴。

公孙——脾胃的保健师

穴义

公孙（图6-4-13），属于足太阴脾经。一说公孙，公之辈与孙之辈也，指脾经气血物质是在此穴所化生，供养脾经和胃经。另一说公孙，上古祖先黄帝，姓公孙，名轩辕，公孙就是黄帝，黄帝统治四方，人体中的公孙穴亦是如此，总督脾经和冲脉，统领全身气血。公孙穴属于八脉交会穴之一，古籍中云："公孙冲脉胃心胸，内关阴维下总同。"公孙是治疗脾胃、胸膈、腹部疾病之常用穴。

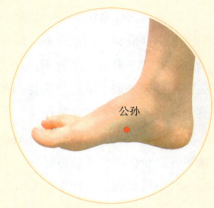

公孙：在足内侧缘，当第1跖骨基底部的前下方。即足内侧缘，大足趾后的第1关节向后推有一弓形骨，其后端下缘的凹陷处是此穴。

图 6-4-13　公孙

刮治作用

1. 消化道疾病：治疗胃痛，消化不良，呕吐，腹胀，腹痛，腹泻，痢疾。此穴健脾化湿，和胃止呕，是脾胃的保健师，对于西医学的胃肠神经官能症有良好的疗效。

2. 心胸部不适：治疗胸闷、胸痛、憋气、心痛，可与内关穴配合使用。

刮治疗程

1. 治疗脾胃病，每次10分钟，每日1次，连续10天为一个疗程。连续治疗3天没有效果，请及时就医。

2. 可长期刮痧保健，每次3~5分钟，每日1次。

贴心提示

在用温水泡脚时，可多对此穴进行按揉刺激，长期坚持，有保健脾胃的良效。

太冲——平心静气

◎ 穴义

太冲（图 6-4-14），属于足厥阴肝经。太：至也，极也，高大与尊敬之意；冲：原作"衝"，"冲要"，又有冲和与冲虚之意。太冲，意为地居冲要，脉气盛大，且有宁静聪明之象，故本穴可疏肝解郁、平心顺气。本穴是治疗肝之脏病、经病、气化病以及肝胆脏腑疾病的常用要穴。

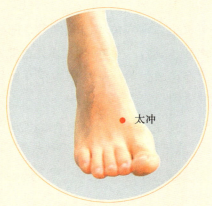

图 6-4-14　太冲

太冲：在足背侧，由 1、2 脚趾间缝纹头向足背上推，至两骨联合前缘凹陷处即为此穴。

◎ 刮治作用

1. 疏肝解郁，平心顺气：对生气、急躁易怒、心烦、忧郁、胸胁胀痛、女性经期乳房胀痛有很好的效果，对失眠、高血压、神经衰弱、中风有一定预防作用。

2. 调理肝肾：对月经不调、崩漏、疝气有一定作用。

3. 头面五官疾病：治疗头痛眩晕，目赤肿痛，夜盲，耳鸣，耳聋，咽喉干痛。

◎ 刮治疗程

1. 治疗情志不舒，可每次 10 分钟，每日 1 次，连续 10 天为一个疗程。

2. 治疗长期情志不佳，滋补肝肾，可长期刮痧保健，每次 3~5 分钟，每日 1 次。

◎ 贴心提示

刮痧保健期间，请尽量保持情志舒畅。

太溪——足跟不再酸

⊛ 穴义

太溪（图6-4-15），属于足少阴肾经。太：大、甚也。溪，通"谿"，山间流水也。本穴位于内踝之后，凹隙大深之处，故名"太溪"。太溪，言此穴肾水充盛，故为治疗一切阴虚精亏所致诸疾的常用要穴。

太溪：在足内侧，内踝后方，当内踝尖与跟腱间的凹陷处。即为此穴。

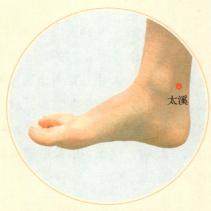

图6-4-15　太溪

⊛ 刮治作用

1.补肾强身，对足跟酸痛有良好效果，治疗腰膝酸痛无力，因久立久坐、劳损过度所致的腿脚不力、行路不稳也好很好疗效。

2.治疗泌尿系统疾病：小便不利，小便频数，遗尿，水肿。

3.治疗生殖系统疾病：遗精，阳痿，月经不调，白带过多。

4.头面五官疾病：耳鸣，耳聋，头痛，头晕，目眩，失眠，咽喉肿痛，牙痛。肾为元气所系之脏，肾气是人体生命活动的根本，肾气一亏，人体各种功能活动就会出现一系列的衰退现象，本穴益肾纳气，滋阴填精，激发肾水，强腰聪耳，以治疗各种亏虚之疾病。

⊛ 刮治疗程

1.治疗头面不适，泌尿、生殖系统疾病，可每次10分钟，每日1次，连续10天为一个疗程。连续治疗3天没有效果，请及时就医。

2.可长期刮痧保健，每次3~5分钟，每日1次。

⊛ 贴心提示

本穴居于内踝与跟腱之间，取穴简易，但空间较小，可多用刮痧板圆角进行点按，收效明显，同时请注意力度适宜，避免损伤跟腱。

涌泉——益肾通便佳

◉ 穴义

涌泉（图6-4-16），属于足少阴肾经。涌：外涌而出也；泉：泉水也。该穴名意指体内肾经的经水由此外涌而出体表。足少阴肾经的井穴，主要治疗顶心头痛、眩晕和咽喉肿痛。

涌泉：在足底，屈足卷趾时足心最凹陷中。

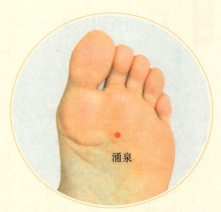

涌泉

图6-4-16　涌泉

◉ 刮治作用

1. 益肾通便：治疗便秘、小便不利。

2. 治疗本经所过的肢体病症：对足心热、足膝冷痛治疗效果好。

3. 平肝熄风：顶心头痛、眩晕、晕厥、癫狂、小儿惊风、失眠效果显著。

4. 治疗头面五官病症：咽喉肿痛，舌干，失音。

◉ 刮治疗程

1. 治疗便秘、小便不利，每次10分钟，每日1次，连续10天为一个疗程。

2. 有益肾精、平肝熄风作用，可长期刮痧保健，每次3~5分钟，每日1次。

◉ 贴心提示

1. 配百会、人中，有苏厥回阳救逆的作用，主治昏厥、癫痫、休克。

2. 配四神聪、神门，有清心安神镇静的作用，主治头晕、失眠、癔病。

3. 刮痧时要防止刮伤足底动脉弓。

第七章

对症刮痧

刮痧疗法通过水牛角等光滑工具，借用润滑介质在体表刮拭，使皮肤产生瘀血。正如《灵枢·本脏》云篇："视其外应，以知其内脏，则知其所病矣。"《灵枢·海论》说："凡十二经脉者，内属于脏腑，外络于肢节。"刮痧疗法可以疏通经络，调节脏腑气血，以达到治病的目的。又因其方法简便，安全可靠，适应证广泛，而被广大人群所接受。本章将对刮痧疗法所涉及的内科、外科、五官科、皮肤科、妇科等病症进行详细阐述。

第一节　内科疾病

高血压

 概述

高血压是一种以动脉血压持续升高为主要表现的慢性疾病，凡正常成人持续收缩压大于 140mmHg，舒张压大于 90mmHg 即可诊断为高血压。临床表现为头痛、眩晕、耳鸣、面红、目赤、烦躁、失眠、四肢麻木、颈项强直等症状。

临床根据高血压的严重程度以及对心、脑、肾器官的损害程度，将本病分为 1、2、3 级。1 级：血压在（140~159）/（90~99）mmHg，临床上没有心、脑、肾并发症。2级：血压在（160~179）/（100~109）mmHg，伴有心、脑、肾并发症，其功能多可代偿。3级：血压 >180/110mmHg，伴有一项或一项以上的心、脑、肾损伤，且功能丧失。

病因病机

中医认为高血压病是由于机体阴阳平衡失调产生的结果。造成高血压的主要原因有精神因素、饮食失节和内伤虚损等。长期的精神紧张，忧思恼怒，气郁化热，损耗肝阴；或过食肥甘厚味，痰湿内生，阻塞络脉；或劳伤过度，肾阴亏耗，均可引发。本病以阴虚为本，阳亢为标，病变与五脏有关，最主要涉及心、肝、肾，在标为肝，在本为肾，临床辨证以肝肾阴虚、肝阳上亢为主要证型。通过刮痧治疗，具有预防及辅助治疗作用。

治疗

❀ 背部刮痧

大椎至肾俞（图 7-1-1），均匀涂饰刮痧油后，由上至下，刮拭 10 分钟或刮至出痧为度。

大椎：在脊柱区，第 7 颈椎棘突下凹陷中，后正中线上。

肾俞：在背部，当第 2 腰椎棘突下，旁开 1.5 寸。

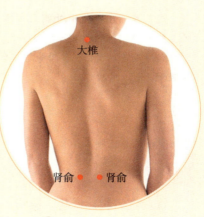

图 7-1-1　大椎至肾俞

❀ 穴位刮痧

风池、曲池、足三里（图 7-1-2~ 图 7-1-4），每穴 10 分钟，每日 1 次，连续治疗 10 日。

风池：在项部，当枕骨之下，与风府相平，胸锁乳突肌与斜方肌上端之间的凹陷处。

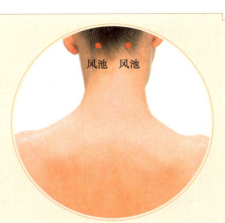

图7-1-2　风池穴

曲池：在肘横纹外侧端，屈肘，当尺泽与肱骨外上髁连线的中点。

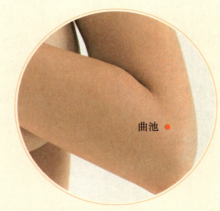

图7-1-3　曲池穴

足三里：在小腿前外侧，当犊鼻下3寸，距胫骨前缘1横指（中指）处。即由外膝眼向下量4横指，在腓骨与胫骨之间，由胫骨旁量1横指处。

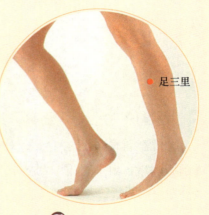

图7-1-4　足三里

注意事项

1.饮食宜清淡，低盐、低脂，多吃蔬菜水果。

2.适量运动。

3.戒烟限酒。

4.精神舒畅，戒骄戒躁。

5.保障睡眠时间、睡眠质量。

6.按时就医检测身体状况。

慢性低血压

 概述

　　慢性低血压是指血压持续低于正常范围的状态，其中多数与患者体质、年龄或遗传等因素有关，又称之为体质性低血压；临床症状一般表现为头晕、头痛、食欲不振、疲劳、脸色苍白、消化不良、晕车船等；长期如此使机体功能大大下降，主要危害包括：视力、听力下降，诱发或加重老年性痴呆，头晕、昏厥、跌倒、骨折发生率大大增加。乏力、精神疲怠、心情压抑、忧郁等情况经常发生，影响病人生活质量。

病因病机

　　中医认为慢性低血压形成的原因主要是元气大伤，肾气亏损。先天禀赋不足，或后天失于调养，或过度劳累，或年老体弱，致使肾气亏耗，一身之阴阳化生不足，五脏功能失调，脑髓失养，骨不得充，从而引发本病。临床辨证以肾气虚弱、脾胃气虚、心脾两虚、心阳不振为主要证型。刮痧治疗，具有预防及治疗作用。

治疗

◎ 背部刮痧

　　刮拭双侧厥阴俞至肾俞（图7-1-5），均匀涂饰刮痧油后，由上至下，刮拭10分钟或刮至出痧为度。

　　厥阴俞：在背部，当第4胸椎棘突下，旁开1.5寸。

　　肾俞：在背部，当第2腰椎棘突下，旁开1.5寸。

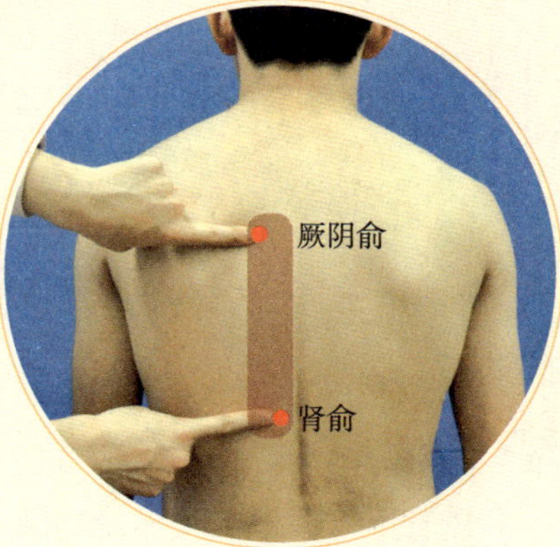

图7-1-5　厥阴俞至肾俞

图解
刮痧
疗法

TUJIE
GUASHA
LIAOFA

穴位刮痧

取双侧内关、足三里、涌泉（图7-1-6~图7-1-8），每穴10分钟，每日1次，连续治疗10日。

内关：当前臂掌侧，腕横纹上2寸，掌长肌腱与桡侧腕屈肌腱之间。

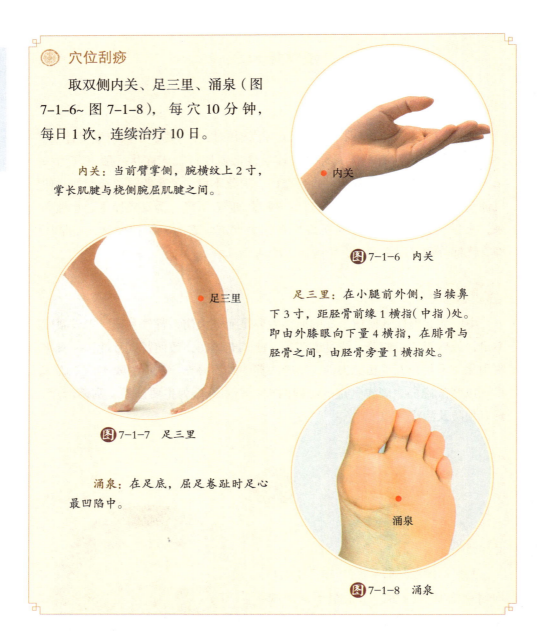

图7-1-6　内关

足三里：在小腿前外侧，当犊鼻下3寸，距胫骨前缘1横指（中指）处。即由外膝眼向下量4横指，在腓骨与胫骨之间，由胫骨旁量1横指处。

图7-1-7　足三里

涌泉：在足底，屈足卷趾时足心最凹陷中。

图7-1-8　涌泉

注意事项

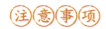

1. 少食多餐，适当增加盐的摄入量，多喝汤，多饮水，加强营养，多食易消化蛋白食物，如鸡、蛋、鱼、乳酪、牛奶等，千万不要吃玉米等降血压食物。

2. 禁止饮酒、吸烟。

3. 避免过度疲劳，适量运动，以步行、慢跑、游泳等项目为宜，做简单紧压运动：起床或站立前以紧压伸缩的方式握手。

4. 调整睡眠方式，将床头抬高 20~30cm。

5. 服药前要仔细阅读药品说明书，凡可引起头昏、头晕及低血压的药物应慎用，一旦有这些症状发生，应立即坐下或躺下，并测量血压，防止病情加重。

高脂血症

高脂血症是由于脂肪代谢或运转异常使血浆一种或多种脂质高于正常值，是一种全身性疾病。临床表现为头晕、神疲乏力、失眠健忘、肢体麻木、胸闷、心悸等症状。

空腹血脂检查是确定高血脂的金标准，空腹血脂检查包括血浆总胆固醇、低密度脂蛋白、密度脂蛋白和血浆甘油三酯的水平测定，血浆总胆固醇 < 5.2mmol/L 是理想水平；5.2~6.2mmol/L 为临界；≥ 6.2mmol/L 为过高。血浆甘油三酯 < 1.7mmol/L 为理想；1.7~2.3mmol/L 为临界；> 2.3mmol/L 为过高。测定高密度脂蛋白和低密度脂蛋白比总胆固醇更有意义，低密度脂蛋白水平升高与心血管疾病患病率和病死率升高相关，高密度脂蛋白水平升高有利于防止动脉粥样硬化发生。

病因病机

高脂血症统属中医学"痰"的病理范畴，发病原因多为素体脾虚，或恣食肥甘，或思虑伤脾，或忧郁恼怒损及肝胆，疏泄失度，或肝肾阴虚滋生内热，致痰热壅积，化为脂浊。临床辨证以痰浊壅盛、脾胃虚弱为主要证型。刮痧治疗，具有预防及辅助治疗作用。

治疗

背部刮痧

心俞至胃俞，均匀涂饰刮痧油后，由上至下，刮拭10分钟或刮至出痧为度。

心俞：在背部，当第5胸椎棘突下，旁开1.5寸。

胃俞：在背部，当第12胸椎棘突下，旁开1.5寸。

穴位刮痧

取足三里、下巨虚、丰隆（图7-1-10、图7-1-11），每穴10分钟，每日1次，连续治疗10日。

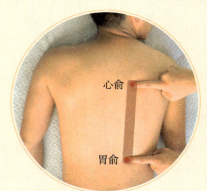

图 7-1-9　心俞至胃俞

足三里：在小腿前外侧，当犊鼻下3寸，距胫骨前缘1横指（中指）处。即由外膝眼向下量4横指，在腓骨与胫骨之间，由胫骨旁量1横指处。

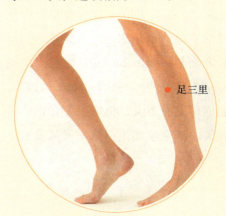

图 7-1-10　足三里

下巨虚：在小腿外侧，犊鼻下9寸，犊鼻与解溪连线上。

丰隆：在小腿前外侧，当外踝尖上8寸，条口外，距胫骨前缘2横指（中指）。

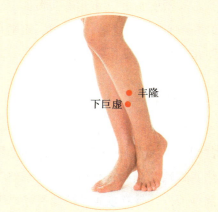

图 7-1-11　下巨虚、丰隆

注意事项

1. 饮食宜清淡，少食甜食控制体重，必要时减肥。
2. 适量运动，如散步、体操、气功等。
3. 戒烟限酒。
4. 避免过度紧张，紧张可使血脂增高。
5. 合理休息，保障睡眠时间和睡眠质量。
6. 按时就医，检测身体状况。
7. 治疗以后喝一杯温开水，以利排毒。

糖尿病

概述

糖尿病是一种因机体内胰岛素分泌相对不足或者绝对不足，引起糖代谢功能紊乱的内分泌性代谢疾病。早期可无症状，发展过程中表现以高血糖为主要特点，典型病例可出现多尿、多饮、多食、消瘦等表现，即"三多一少"症状。

临床检验如果空腹血糖＞7.0mmol/L 或者餐后 2 小时血糖＞11.1mmol/L 均可确诊为糖尿病。检验糖耐量异常和空腹葡萄糖受损可以说是一种正常人向糖尿病的过渡状态，这部分人虽然现在还不是糖尿病患者，但是将来发生 2 型糖尿病危险性非常高。检验糖耐量异常是指口服葡萄糖耐量试验 2 小时后的血糖水平升高，超过正常的 7.8mmol/L，但仍未达到 11.1mmol/L 的糖尿病诊断标准。这些患者称为葡萄糖耐量异常。空腹葡萄糖受损相应的就是指空腹血糖升高，也未达到糖尿病的诊断标准，即空腹血糖在 6.2~7.0mmol/L 之间。

病因病机

糖尿病属于中医的消渴病范畴，中医认为其由于素体阴虚，饮食不节、形体肥胖，情志失调、肝气郁结，外感六淫，毒邪侵害等原因发病。其主要病机是阴津亏损，燥热偏盛。临床辨证以肺胃阴虚火旺、脾胃气虚、气阴两虚为主要证型。刮痧治疗，具有预防及辅助治疗作用。

治疗

背部刮痧

心俞至肾俞（图 7-1-12），由上向下刮拭 10 分钟。

心俞：在背部，当第 5 胸椎棘突下，旁开 1.5 寸。

肾俞：在背部，当第 2 腰椎棘突下，旁开 1.5 寸。

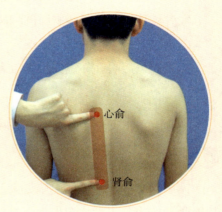

图 7-1-12　心俞至肾俞

穴位刮痧

取气海、丰隆、三阴交（图 7-1-13~ 图 7-1-15），每穴 10 分钟，每日 1 次，连续治疗 10 日。

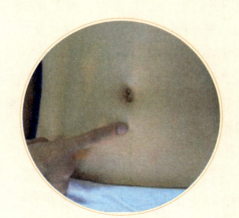

图 7-1-13　气海

气海：在下腹部，脐中下 1.5 寸，前正中线上。

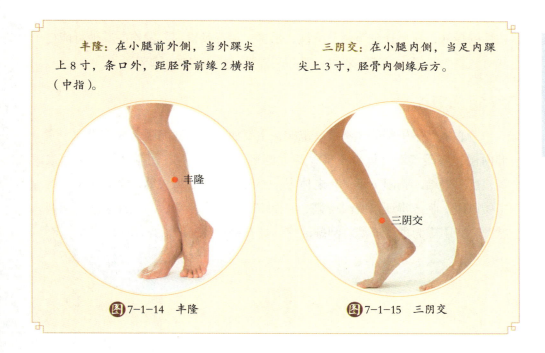

丰隆：在小腿前外侧，当外踝尖上8寸，条口外，距胫骨前缘2横指（中指）。

三阴交：在小腿内侧，当足内踝尖上3寸，胫骨内侧缘后方。

丰隆

三阴交

图 7-1-14　丰隆

图 7-1-15　三阴交

注意事项

1. 戒烟限酒。

2. 糖尿病患者的运动，要注重采取低冲击力的有氧运动。其中最简单也最适合中老年患者的运动项目就是散步。

3. 糖尿病患者应避免在太热和太冷的天气运动，要养成每天睡前及运动后检查双脚的习惯，看看足下有无受伤、破皮或长水疱。

4. 保持心情舒畅。

5. 按时就医，检测身体状况。

冠心病

概述

冠心病全称冠状动脉性心脏病，又称缺血性心脏病，是指因冠状动脉狭窄、供血不足而引起的心肌功能障碍和（或）器质性病变。临床表现胸部压榨性的疼痛，并可迁延至颈、下颌、手臂、后背及胃部。发作的其他可能症状有眩晕、气促、出汗、寒战、恶心及昏厥。严重患者可能死亡。

病因病机

冠心病属于中医的"胸痹"范畴，主要病机为心脉闭阻。素体阳虚，寒邪内侵，寒凝气滞；饮食不节，脾失健运，化湿生痰，闭阻络脉；情志失调，忧思气结，胸阳不运；年老体虚，心肾两虚，心胸失养，是导致本病的主要原因。临床辨证以痰浊壅盛、心血瘀阻、阴寒凝滞、阳气虚衰、气阴两虚、心肾阴虚为主要证型。刮痧治疗，具有预防及辅助治疗作用。

治疗

❀ 背部刮痧

先刮拭背部厥阴俞至膈俞（图7-1-16），均匀涂饰刮痧油后，由上至下，刮拭10分钟或刮至出痧为度。

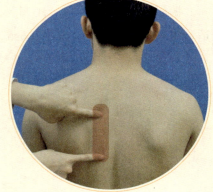

厥阴俞：在背部，当第4胸椎棘突下，旁开1.5寸。

膈俞：在背部，当第7胸椎棘突下，旁开1.5寸。

图7-1-16　厥阴俞至膈俞

❀ 穴位刮痧

刮膻中、内关、神门（图7-1-17、图7-1-18），每穴10分钟，每日1次，连续治疗10日。

膻中：在胸部，横平第 4 肋间隙，前正中线上。

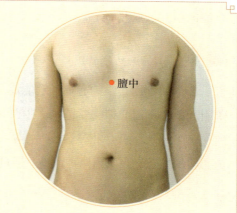

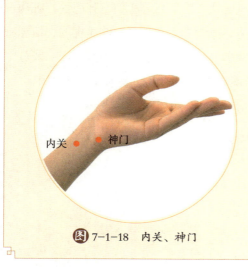

内关　神门

图 7-1-17　膻中

内关：当前臂掌侧，腕横纹上 2 寸，掌长肌腱与桡侧腕屈肌腱之间。

神门：在腕部，腕掌侧横纹尺侧端，尺侧腕屈肌腱的桡侧凹陷处。

图 7-1-18　内关、神门

注意事项

1. 刮痧以轻手法为宜，避免过强刺激。

2. 合理搭配膳食，不要偏食，不宜过量。

3. 生活要有规律，保持乐观的情绪。避免过度紧张，保持充足的睡眠，培养健康情趣，切忌急躁、激动或闷闷不乐。

4. 积极防治老年慢性疾病，如高血压、糖尿病等。

心　悸

概述

心悸是一种自觉心脏跳动的不适感觉或心慌感。心悸发生时，患者自觉心跳快而强，并伴有心前区不适感。属中医学"惊悸"和"怔忡"的范畴。本病症可见于多种疾病过程中，多与失眠、健忘、眩晕、耳鸣等并存，凡各种原因引起心脏搏动频率、节律发生异常，均可导致心悸。

病因病机

心悸属于西医学的心神经官能症及风湿性心脏病、冠心病、肺源性心脏病等引起的心率或心律失常范畴。中医认为心悸的发生常与平素体质虚弱、情志所伤、劳倦、汗出受邪等导致气血阴阳亏虚、心神失养有关。中医临床一般分为心胆气虚及心脾两虚两种证型。通过刮痧治疗，具有预防及辅助治疗作用。

治疗

背部刮痧

刮拭心俞至胆俞（图7-1-19），均匀涂饰刮痧油后，由上至下，刮拭10分钟或刮至出痧为度。

心俞：在背部，当第5胸椎棘突下，旁开1.5寸。

胆俞：在背部，当第10胸椎棘突下，旁开1.5寸。

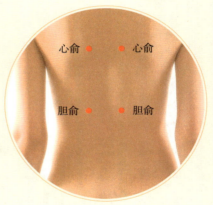

图7-1-19 心俞至胆俞

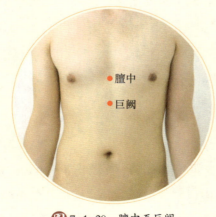

图7-1-20 膻中至巨阙

胸部刮痧

刮拭膻中至巨阙（图7-1-20），均匀涂饰刮痧油后，由上至下，刮拭10分钟或刮至出痧为度。

膻中：在胸部，横平第4肋间隙，前正中线上。

巨阙：在上腹部，脐中上6寸，前正中线上。

✿ 穴位刮痧

取双侧内关、神门、间使（图 7-1-21、图 7-1-22），每穴 10 分钟，每日 1 次，连续治疗 10 日。

内关：当前臂掌侧，腕横纹上 2 寸，掌长肌腱与桡侧腕屈肌腱之间。

神门：在腕部，腕掌侧横纹尺侧端，尺侧腕屈肌腱的桡侧凹陷处。

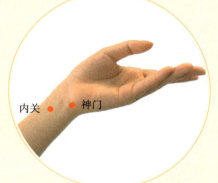

图 7-1-21 内关、神门

间使：在前臂前区，腕掌侧远端横纹上 3 寸，掌长肌腱与桡侧腕屈肌腱之间。

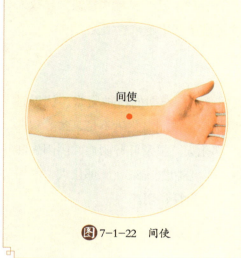

图 7-1-22 间使

注意事项

1. 情志调畅、饮食规律、增强体质等是预防本病的关键。

2. 积极治疗胸痹心痛、痰饮、肺胀、喘证及痹病等，对预防和治疗心悸发作具有重要意义。

3. 生活作息要有规律。宜进食营养丰富而易消化吸收的食物，宜低脂、低盐饮食，忌烟酒、浓茶，少进麻辣食品咖啡等。

4. 轻证可从事适当体力活动，适当参加体育锻炼，如散步、太极拳、体操、气功等，以不觉劳累、不加重症状为度，避免剧烈活动。

5. 心悸应卧床休息，还应及早发现变证、坏病先兆症状，做好急救准备。

神经衰弱

概述

　　神经衰弱是指由于某些长期存在的精神因素引起脑功能活动过度紧张，从而产生了精神活动能力的减弱。主要表现为容易兴奋和迅速疲劳，如头昏、头痛、失眠、多梦、健忘、注意力不集中、工作效率低下、烦躁易怒、疲乏无力、怕光、怕声音、耳鸣、眼花、精神萎靡等，并常常有各种躯体不适感，如心跳、气急、食欲不振等。现代社会的生活节奏越来越快，导致人的精神过度紧张，所以神经衰弱在我们的日常生活中越来越常见。

病因病机

　　中医认为阴阳失和是神经衰弱的关键所在。长期的精神紧张，忧思过度，耗伤心血，扰乱心神；思虑伤脾，胃纳减少，气血化生不足，致心脾两虚；情志不畅，肝失疏泄，肝气郁滞，气郁化火，损及肝肾阴血，阴阳失和均可引发本病。临床以阴虚火旺、心脾两虚、心胆气虚证、肝郁化火、气滞血瘀为主要证型。刮痧治疗，具有预防及辅助治疗作用。

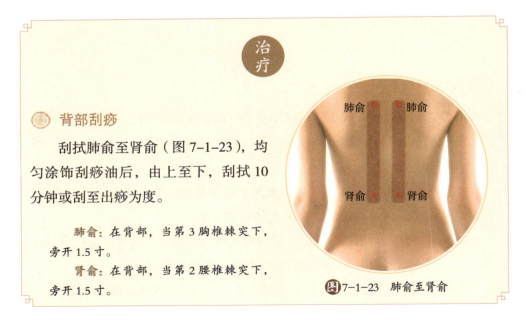

治疗

❀ 背部刮痧

　　刮拭肺俞至肾俞（图7-1-23），均匀涂饰刮痧油后，由上至下，刮拭10分钟或刮至出痧为度。

　　肺俞：在背部，当第3胸椎棘突下，旁开1.5寸。

　　肾俞：在背部，当第2腰椎棘突下，旁开1.5寸。

图7-1-23　肺俞至肾俞

◎ 头部刮痧

按侧头部、头顶部、后头部的顺序刮拭全头，刮拭 10 分钟。

◎ 穴位刮痧

刮拭三阴交、内关、神门（图 7-1-24、图 7-1-25），每穴 10 分钟，每日 1 次，连续治疗 10 日。

三阴交： 在小腿内侧，当足内踝尖上 3 寸，胫骨内侧缘后方。

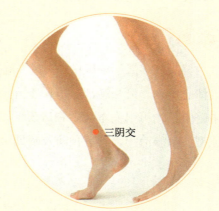

图 7-1-24　三阴交

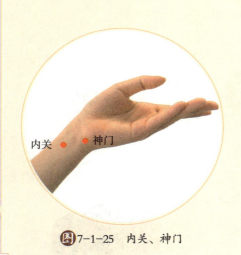

图 7-1-25　内关、神门

内关： 当前臂掌侧，腕横纹上 2 寸，掌长肌腱与桡侧腕屈肌腱之间。

神门： 在腕部，腕掌侧横纹尺侧端，尺侧腕屈肌腱的桡侧凹陷处。

注意事项

1. 提高人的心理素质，增强机体的抵抗能力。

2. 保持良好的情绪，培养广泛的兴趣。

3. 注意睡眠卫生，养成良好的睡眠习惯。

4. 加强体育锻炼如散步、保健操等，要注意劳逸结合。

偏头痛

概述

偏头痛是反复发作的一种搏动性头痛。发作前常有闪光、视物模糊、肢体麻木等先兆，同时可伴有神经、精神功能障碍。它是一种可逐步恶化的疾病，发病频率通常越来越高。

病因病机

偏头痛多属于中医中"头风"范畴，认为内风或外风扰乱清窍以致头痛。因情志所伤，肝失疏泄，肝阳上亢，上扰清窍；或起居不慎，坐卧当风，清阳受阻，均可引发本病。临床辨证以肝风内动、瘀血阻络、痰浊上壅为主要证型。刮痧治疗，具有预防及辅助治疗作用。

治疗

✿ 背部刮痧

刮风池至天柱（图7-1-26）、心俞至肝俞（图7-1-27），均匀涂饰刮痧油后，由上至下，刮拭10分钟或刮至出痧为度。

风池：在项部，当枕骨之下，与风府相平，胸锁乳突肌与斜方肌上端之间的凹陷处。

天柱：在颈后区，横平第2颈椎棘突上际，斜方肌外缘凹陷中。

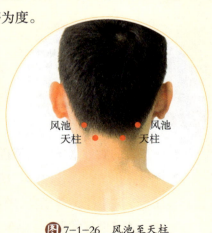

图7-1-26 风池至天柱

心俞：在背部，当第5胸椎棘突下，旁开1.5寸。

肝俞：在背部，当第9胸椎棘突下，旁开1.5寸。

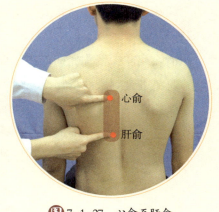

图 7-1-27　心俞至肝俞

穴位刮痧

取头患侧头维、百会、率谷（图7-1-28~图7-1-30），每穴10分钟，每日1次，连续治疗10日。

头维：在头部，额角发际直上0.5寸，头正中线旁开4.5寸。

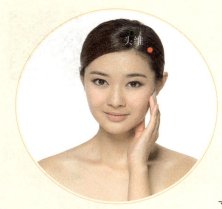

图 7-1-28　头维

百会：在头部，当前发际正中直上5寸，或两耳尖连线的中点处。

率谷：在头部，耳尖直上入发际1.5寸。

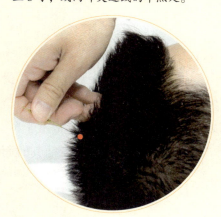

图 7-1-29　百会

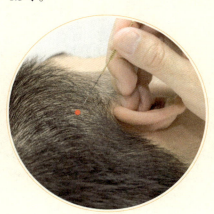

图 7-1-30　率谷

注意事项

1. 消除或减少偏头痛的诱因，如避免情绪紧张，避免服用血管扩张剂等药物，避免进食刺激性食物，如红酒、咖啡等。

2. 保持良好的情绪，培养广泛的兴趣。

3. 注意睡眠卫生，养成良好的睡眠习惯。

4. 加强体育锻炼，如散步、保健操等，要注意劳逸结合。

感　冒

概述

俗称伤风，表现为头痛、鼻塞、鼻涕、喷嚏、恶风寒、发热、咳嗽、胸闷、咽喉痛等症状。感冒在我们日常生活中十分常见，全年均可发病，以冬、春季节为多。病情轻者称"伤风"；病情重者，且在一个时期内引起广泛流行的，称为"时行感冒"即流行性感冒。对感冒轻症进行刮痧，可预防及治疗。

病因病机

感冒多是由于六淫、时行之邪从口鼻、皮毛而入，侵袭肺卫，使机体出现卫表不和，肺失宣肃所致。

1. 风邪

引起感冒的主因是风邪，"风为百病之长""风者，百病之始也"，风为六淫之首，外感病常以风为先导。风邪引起感冒往往与气候骤变、淋雨受凉、汗出当风等密切相关。风邪侵袭人体，常非单独伤人，而是在不同季节，兼夹其时令之气，相合致病。临床以风寒、风热之证多见，常发于冬、春季。此外，非时之邪也易伤人致病，非时之邪即四时反常之气，非其时而有其气，其所致病往往较感受时令之气为重。

2. 时行疫毒

主要指具有传染性的时行疫邪侵袭人体而致病，多由四时不正之气夹时行疫毒流行而造成。《诸病源候论·时气病诸侯》："因岁时不和，温良失节，人感乖戾之气而生，病者多相染易。"即指此而言。

感冒的主要证型有风寒束表、风热犯表、暑湿伤表、体虚感冒，刮痧治疗具有预防和治疗作用。

治疗

背部刮痧

从大椎穴刮至肺俞穴（图7-1-31），均匀涂饰刮痧油后，由上至下，刮拭10分钟或刮至出痧为度。

大椎： 在脊柱区，第7颈椎棘突下凹陷中，后正中线上。

肺俞： 在背部，当第3胸椎棘突下，旁开1.5寸。

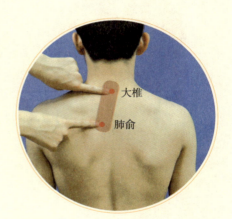

图7-1-31　大椎至肺俞

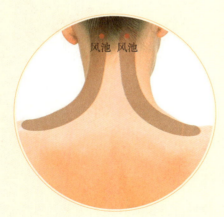

图7-1-32　风池穴至肩胛区

从脑后风池穴刮至肩胛区（图7-1-2），均匀涂饰刮痧油后，由上至下，刮拭10分钟刮至出痧为度。

风池： 在项部，当枕骨之下，与风府相平，胸锁乳突肌与斜方肌上端之间的凹陷处。

147

⚘ 穴位刮痧

鼻塞可轻刮迎香穴和上星（图
7-1-33、图7-1-34），头痛刮太阳穴
和印堂穴。交替使用。每穴10分钟，
每日1次。

迎香：在鼻翼外缘中点旁，当鼻唇沟中。
上星：在头部，前发际正中直上1寸。
印堂：在额部，当两眉头之中间。

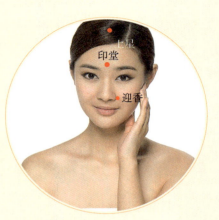

图 7-1-33　迎香、上星

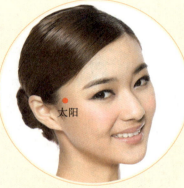

图 7-1-34　太阳

太阳：正坐或侧伏坐位，在颞部，
当眉梢与目外目此之间，向后约1横
指的凹限处

注意事项

1. 注意保暖，避免受凉。

2. 饮食清淡，多饮水。

3. 保持室内空气新鲜。

4. 加强体育锻炼，如散步等，以增强体质。

5. 轻者适度刮痧，重症感冒者需尽快就医。

咽喉肿痛

急性的咽喉肿痛表现为咽喉发炎，红肿热痛，吞咽时疼痛为著，多见于
外感病及咽喉部疾病中，即所谓急性咽炎、扁桃体炎，多因外感风热或火毒
上攻所致。慢性的咽喉肿痛，表现为经常肿、痛不明显或者咽痒，色暗红，

即所谓慢性咽炎，多因阴虚火旺所致。中医分别通过发散风热、清热解毒和滋阴降火的治法改善体质。刮痧治疗，具有预防及治疗作用。

🔵 背部刮痧

从膀胱经两侧肺俞到胃俞（图7-1-35），均匀涂饰刮痧油后，由上至下，刮拭10分钟或刮至出痧为度。

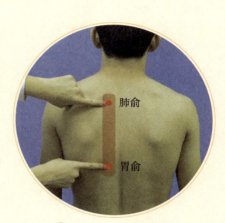

肺俞：在背部，当第3胸椎棘突下，旁开1.5寸。

胃俞：在背部，当第12胸椎棘突下，旁开1.5寸。

图 7-1-35　肺俞至胃俞

🔵 穴位刮痧

取风池，合谷，太溪，三阴交（图7-1-36~图7-1-38），每穴5分钟，每日1次，连续治疗10日。

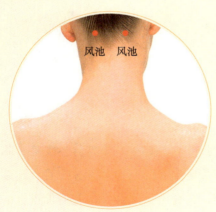

风池：在项部，当枕骨之下，与风府相平，胸锁乳突肌与斜方肌上端之间的凹陷处。

图 7-1-36　风池

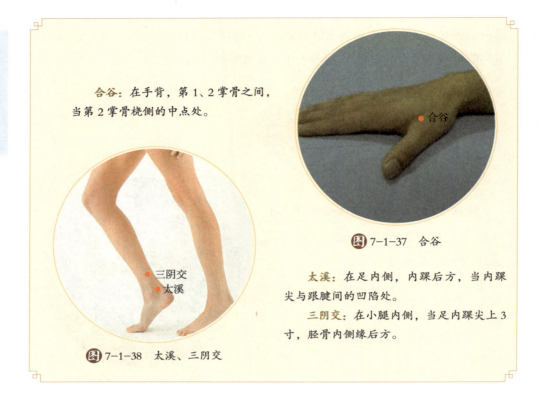

合谷：在手背，第1、2掌骨之间，当第2掌骨桡侧的中点处。

图7-1-37　合谷

三阴交

太溪

太溪：在足内侧，内踝后方，当内踝尖与跟腱间的凹陷处。

三阴交：在小腿内侧，当足内踝尖上3寸，胫骨内侧缘后方。

图7-1-38　太溪、三阴交

注意事项

1. 忌食辛辣。

2. 平素多吃水果。

3. 不要讲话唱歌过多，以免用喉咙过度。

慢性支气管炎

概述

慢性支气管炎是气管支气管黏膜及其周围组织的慢性非特异性炎症。临床上表现为咳嗽咳痰或伴有气喘等反复发作等症状，每年持续3个月，连续2年以上。早期症状轻微，多于冬季发作，春夏缓解。晚期因炎症加重，症状可常年存在。

病因病机

　　中医认为本病的发生发展与外邪的反复侵犯和肺、脾、肾三脏的功能失调相关。外邪犯肺，肺失宣肃，肺气上逆；或脾失健运，化湿生痰，痰储于肺；或肾气不足，津液不化，饮邪内停，肾不纳气，气短而喘发为本病。临床辨证以痰湿壅盛及肺脾两虚为主要证型。刮痧治疗，具有预防与辅助治疗作用。

治疗

背部刮痧

　　刮拭背部大椎至身柱（图 7-1-39）、肺俞至肾俞（图 7-1-40），均匀涂饰刮痧油后，由上至下，刮拭 10 分钟或刮至出痧为度。

　　大椎：在脊柱区，第 7 颈椎棘突下凹陷中，后正中线上。

　　身柱：在脊柱区，第 3 胸椎棘突下凹陷中，后正中线上。

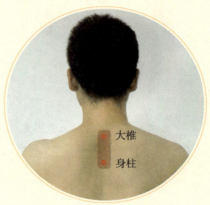

图 7-1-39　大椎至身柱

　　肺俞：在背部，当第 3 胸椎棘突下，旁开 1.5 寸。

　　肾俞：在背部，当第 2 腰椎棘突下，旁开 1.5 寸。

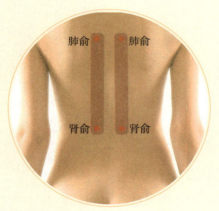

图 7-1-40　肺俞至肾俞

🌸 穴位刮痧

取中府、膻中、太渊（图7-1-41~图7-1-43），交替使用，每穴10分钟，每日1次，连续治疗10日。

中府：在胸部，横平第1肋间隙，锁骨下窝外侧，前正中线旁开6寸。

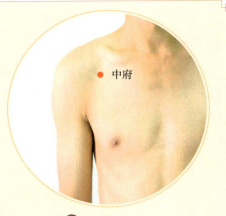

图7-1-41　中府

膻中：在胸部，横平第4肋间隙，前正中线上。

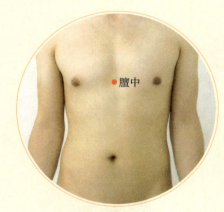

图7-1-42　膻中

太渊：在腕前区，桡骨茎突与舟状骨之间，拇长展肌腱尺侧凹陷中。

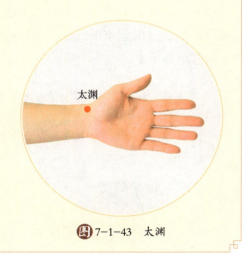

图7-1-43　太渊

注意事项

1. 戒烟。

2. 加强锻炼，如散步、保健操等，要注意劳逸结合。

3. 注意保暖，预防感冒，刮痧后毛孔开放，尤其注意防风避寒。

4. 避免烟雾、粉尘和刺激性气体对呼吸道的影响，以免诱发慢性支气管炎。

支气管哮喘

 概述

支气管哮喘是一种表现反复发作性咳嗽、喘鸣和呼吸困难，并伴有气道高反应性的可逆性、梗阻性呼吸道疾病。临床表现为反复发作的喘息、气促、胸闷和咳嗽等症状，多在夜间或凌晨发生。

病因病机

本病属于中医"哮证"范畴。中医认为本病的主要病因是痰饮内伏，肺不能不散津液，脾不能运化水湿，肾不能蒸化水液，都可使津液凝聚成痰，成为发病的潜在"夙根"。平时可不发病，每因外邪侵袭，饮食不节，情志不调，劳逸失度等诱因致使痰壅气道，肺失宣降，气道挛急而发病。临床辨证以痰湿壅盛及肺脾两虚为主要证型。刮痧治疗，具有预防与辅助治疗作用。

治疗

背部刮痧

刮拭背部肺俞至肾俞穴（图7-1-44），均匀涂饰刮痧油后，由上至下，刮拭10分钟或刮至出痧为度。

肺俞：在背部，当第3胸椎棘突下，旁开1.5寸。

肾俞：在背部，当第2腰椎棘突下，旁开1.5寸。

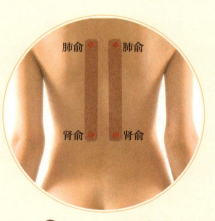

图7-1-44　肺俞至肾俞

❀ 穴位刮痧

取太渊、足三里、丰隆（图7-1-45~图7-1-47）。每穴10分钟，每日1次，连续治疗10日。

太渊：在腕前区，桡骨茎突与舟状骨之间，拇长展肌腱尺侧凹陷中。

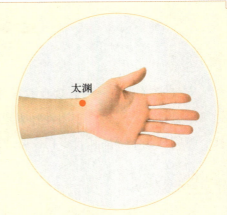

图7-1-45　太渊

足三里：在小腿前外侧，当犊鼻下3寸，距胫骨前缘1横指（中指）处。即由外膝眼向下量4横指，在腓骨与胫骨之间，由胫骨旁量1横指处。

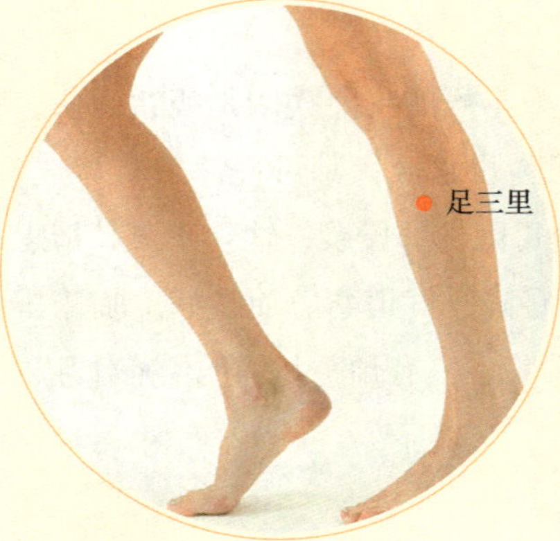

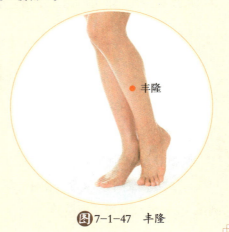

图7-1-46　足三里

丰隆：在小腿前外侧，当外踝尖上8寸，条口外，距胫骨前缘2横指（中指）。

图7-1-47　丰隆

注意事项

1. 加强体育锻炼，如散步、保健操等。

2. 生活有条理，有规律。

3. 避免诱发因素，注意保暖，预防感冒，避免烟雾、粉尘和刺激性气体对呼吸道的影响。

4. 饮食调养，多吃百合、梨、薏米、山药等润肺健脾的食物。

咳　嗽

 概述

　　咳嗽是人体清除呼吸道内的分泌物或异物的保护性呼吸反射动作。虽然有其有利的一面，但剧烈长期咳嗽可能导致呼吸道出血。

病因病机

　　中医认为：咳嗽是因外感六淫，脏腑内伤，影响于肺，所致有声有痰之证，中医分为外感咳嗽和内伤咳嗽，认为本病的主要病因是外感风寒或脏腑内伤至肺部气机不利，失于宣发肃降，临床辨证以风寒袭肺及痰湿壅盛为主要证型。刮痧治疗，具有较好的预防与辅助治疗作用。

治疗

◎ **背部刮痧**

　　从颈下刮拭大椎至身柱（图 7-1-48）、肺俞至心俞（图 7-1-49），均匀涂饰刮痧油后，由上至下，刮拭 10 分钟或刮至出痧为度。

　　大椎：在脊柱区，第 7 颈椎棘突下凹陷中，后正中线上。

　　身柱：在脊柱区，第 3 胸椎棘突下凹陷中，后正中线上。

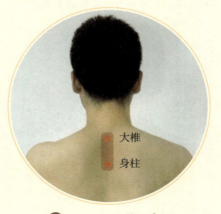

图 7-1-48　大椎至身柱

肺俞：在背部，当第3胸椎棘突下，旁开1.5寸。

心俞：在背部，当第5胸椎棘突下，旁开1.5寸。

❀ 穴位刮痧

取中府、尺泽、曲池；每穴10分钟，每日1次，连续治疗10日。

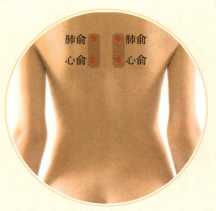

图7-1-49　肺俞至心俞

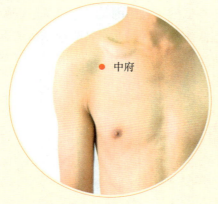

图7-1-50　中府

中府：在胸部，横平第1肋间隙，锁骨下窝外侧，前正中线旁开6寸。

曲池：在肘横纹外侧端，屈肘，当尺泽与肱骨外上髁连线的中点。

尺泽：在肘区，肘横纹上，肱二头肌腱桡侧缘凹陷中。

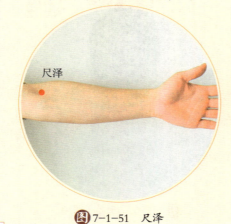

图7-1-51　尺泽

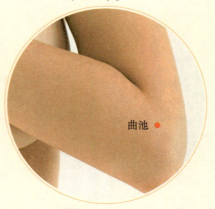

图7-1-52　曲池

注意事项

1. 多饮水，多食用一些水果，不宜大量食用含脂肪丰富的食物。

2. 要注意定时开窗通风，保持室内空气新鲜。气候转变时及时增减衣服，防止过冷或过热。

3. 可适当进行运动，如散步等，不宜劳累。

4. 在治疗咳嗽时，不要长期服用抗生素，要找出病因，在治疗原发病的基础上，选择恰当的止咳祛痰药。

功能性消化不良

概述

功能性消化不良，是指具有上腹痛、上腹胀、早饱、嗳气、食欲不振、恶心、呕吐等不适症状，经检查排除引起这些症状的器质疾病的一组临床综合征，症状可持续或反复发作，病程一般规定为超过一个月或在十二月中累计超过十二周，是临床上最常见的一种功能性胃肠病。

病因病机

本病属于中医学"痞满""胃脘痛""嘈杂"范畴。中医认为脾胃虚弱是功能性消化不良的关键所在。素体脾胃虚弱，中焦虚寒，或胃阴不足，失于濡养；或情志失调，肝气郁结，疏泄失司致使"木郁土壅"；或饮食失常，寒热不节，过食肥甘辛辣，损害脾胃之气；或外感寒湿之邪，脾胃气机升降失常；或久病耗伤正气，中焦阴阳失调，均可引发本病。临床以脾胃虚弱、肝郁气滞和寒热错杂为主要证型。刮痧治疗，具有预防及辅助治疗作用。

◉ 背部刮痧

刮拭肝俞至胃俞（图7-1-53），均匀涂以刮痧油后，由上至下，刮拭10分钟或刮至出痧为度。

肝俞：在背部，当第9胸椎棘突下，旁开1.5寸。

胃俞：在背部，当第12胸椎棘突下，旁开1.5寸。

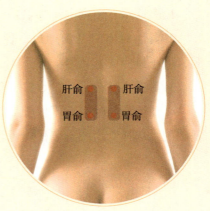

图7-1-53　肝俞至胃俞

◉ 穴位刮痧

取足三里、天枢、上巨虚（图7-1-54、图7-1-55），每穴10分钟，每日1次，连续治疗10日。

足三里：在小腿前外侧，当犊鼻下3寸，距胫骨前缘1横指（中指）处。即由外膝眼向下量4横指，在腓骨与胫骨之间，由胫骨旁量1横指处。

上巨虚：在小腿外侧，犊鼻下6寸，犊鼻与解溪连线上。

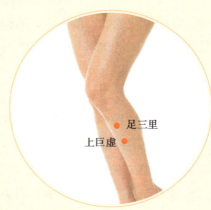

图7-1-54　足三里、上巨虚

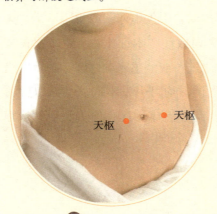

图7-1-55　天枢

天枢：在腹中部，脐中旁开2寸处，与肚脐位于同一水平线上。

158

注意事项

1. 饮食以清淡为主，不可过食油腻食品及难消化食品，忌食生冷、辛辣食物。

2. 生活有条理，饮食有规律。

3. 适当做户外运动，如散步、保健操等，加强体育锻炼。

呃 逆

概述

呃逆即打嗝，指气从胃中上逆，喉间频频作声，声音急而短促的现象，是由横膈膜痉挛收缩引起的一种常见的生理现象。呃逆的原因有多种，一般病情不重，可自行消退。但也有些病例可持续较长时间，成为顽固性呃逆。

病因病机

呃逆属西医学膈肌痉挛、胃神经症范畴。中医认为呃逆的发生主要由感受寒邪，或进食生冷、辛辣，或情志郁怒，或脾胃虚弱等因素导致胃失和降、胃气上逆，动膈冲喉。中医辨证时可分为胃中寒冷、胃气上逆、气逆痰阻等。刮痧治疗，具有预防及治疗作用。

治疗

背部刮痧

刮拭心俞至胃俞（图7-1-56），均匀涂饰刮痧油后，由上至下，刮拭 10 分钟或刮至出痧为度。

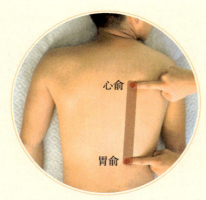

心俞：在背部，当第 5 胸椎棘突下，旁开 1.5 寸。

胃俞：在背部，当第 12 胸椎棘突下，旁开 1.5 寸。

图 7-1-56　心俞至胃俞

穴位刮痧

取双侧合谷、内关、足三里（图 7-1-57~ 图 7-1-59）。每穴 10 分钟，每日 1 次，连续治疗 10 日。

合谷：在手背，第 1、2 掌骨之间，当第 2 掌骨桡侧的中点处。

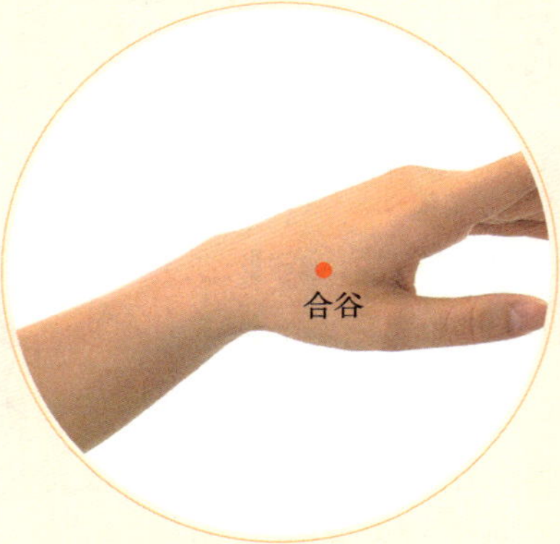

图 7-1-57　合谷

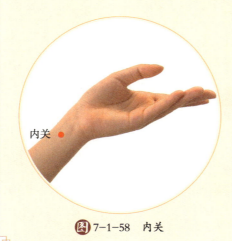

内关：在前臂掌侧，当曲泽与大陵连线上，腕横纹上 2 寸，掌长肌腱与桡侧腕屈肌腱之间。即仰掌，微屈腕关节，从掌后第 1 横纹上 2 横指（大拇指），当两条大筋之间是本穴。

图 7-1-58　内关

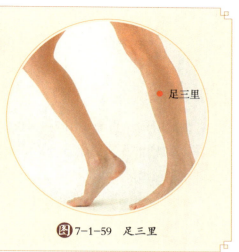

足三里：在小腿前外侧，当犊鼻下3寸，距胫骨前缘1横指（中指）处。即由外膝眼向下量4横指，在腓骨与胫骨之间，由胫骨旁量1横指处。

图 7-1-59　足三里

注意事项

1. 不宜饮用碳酸饮料。

2. 避免饥饱失常，尽量不要吃饭时说话或吃饭太快。

3. 应保持精神舒畅，避免过喜、暴怒等精神刺激。

4. 饮食宜清淡，忌食生冷、辛辣，发作时应进食易消化食物。

急性胃炎

概述

急性胃炎是由不同病因引起的胃黏膜急性炎症。多由饮食不慎引起，好发于夏秋季，起病急骤，表现为恶心、呕吐、上腹部不适或疼痛、食欲减退等。

病因病机

急性胃炎多属中医"胃脘痛""胃痞"等病证范畴。外邪犯胃，饮食失宜，情志不畅以及先天脾胃虚弱是本病的主要病因。胃气郁滞，胃失和降，甚则胃气上逆为其主要病机。临床辨证以食滞胃脘型、胃热炽盛型、肝郁气滞型为主要证型。刮痧治疗，具有预防及辅助治疗作用。

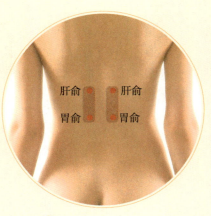

治疗

背部刮痧

刮拭肝俞至胃俞（图7-1-60），均匀涂饰刮痧油后，由上至下，刮拭10分钟或刮至出痧为度。

肝俞：在背部，当第9胸椎棘突下，旁开1.5寸。

胃俞：在背部，当第12胸椎棘突下，旁开1.5寸。

图 7-1-60　肝俞至胃俞

穴位刮痧

取足三里、天枢、梁门（图7-1-61、图7-1-62）。每穴10分钟，每日1次，连续治疗10日。

足三里：在小腿前外侧，当犊鼻下3寸，距胫骨前缘1横指（中指）处。即由外膝眼向下量4横指，在腓骨与胫骨之间，由胫骨旁量1横指处。

天枢：在腹中部，脐中旁开2寸处，与肚脐位于同一水平线上。

梁门：在上腹部，脐中上4寸，前正中线旁开2寸。

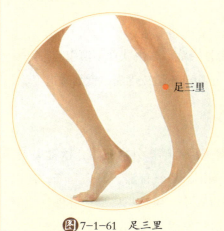

图 7-1-61　足三里

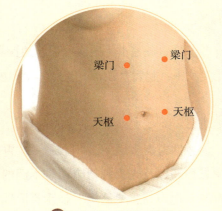

图 7-1-62　天枢、梁门

注意事项

1. 饮食以清淡为主，忌食生冷、油腻、辛辣食物。
2. 戒烟限酒。
3. 生活有条理，有规律，起居有常，饮食有规律。
4. 适当做户外运动，如散步、保健操等，加强体育锻炼。

胃及十二指肠溃疡

概述

胃及十二指肠溃疡是指发于胃及十二指肠壁的局限性圆形或椭圆形的缺损性溃烂。临床主要临床表现为上腹部疼痛，可为钝痛、灼痛、胀痛或剧痛，也可表现为仅在饥饿时隐痛不适。典型者表现为轻度或中度剑突下持续性疼痛，可口服制酸剂缓解。

病因病机

本病属于中医"胃脘痛""脘痞"等病证范畴。外邪侵袭，或情志不调，或素体本虚导致脾胃虚弱，气血生化无源，易感外邪及产生瘀血、食滞、痰阻等病理产物，而致脏腑气机失调、经脉不通、组织失养发为本病。临床辨证以胃热炽盛、肝气犯胃为主要证型。刮痧治疗，具有预防及辅助治疗作用。

治疗

◎ **背部刮痧**

刮拭肝俞至胃俞（图7-1-63），均匀涂饰刮痧油后，由上至下，刮拭10分钟或刮至出痧为度。

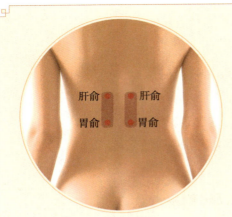

肝俞：在背部，当第9胸椎棘突下，旁开1.5寸。

胃俞：在背部，当第12胸椎棘突下，旁开1.5寸。

图7-1-63　肝俞至胃俞

穴位刮痧

取足三里、中脘、天枢、梁门（图7-1-64~图7-1-66）。每穴10分钟，每日1次，连续治疗10日。

足三里：在小腿前外侧，当犊鼻下3寸，距胫骨前缘1横指（中指）处。即由外膝眼向下量4横指，在腓骨与胫骨之间，由胫骨旁量1横指处。

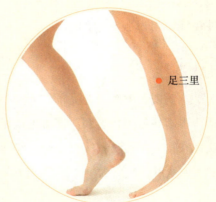

图7-1-64　足三里

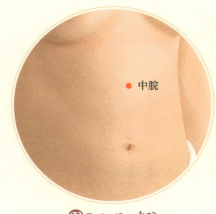

图7-1-65　中脘

中脘：在腹部，脐中上4寸，于前正中线上。即脐中央与胸骨体下缘两点之中央是本穴。

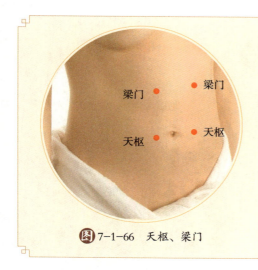

梁门　　梁门

天枢　　天枢

天枢：在腹中部，脐中旁开 2 寸处，与肚脐位于同一水平线上。

梁门：在上腹部，脐中上 4 寸，前正中线旁开 2 寸。

图 7-1-66　天枢、梁门

注意事项

1. 饮食以清淡为主，忌食生冷、油腻、辛辣食物，饮食宜规律。
2. 戒烟限酒。
3. 生活有条理，有规律，起居有常，饮食有规律。
4. 适当做户外运动，如散步、保健操等，加强体育锻炼。

胃下垂

概述

　　胃下垂是指站立时，胃的下缘达盆腔，胃小弯弧线最低点降至髂嵴连线以下。轻度胃下垂多无症状，中度以上者常出现胃肠动力差、消化不良的症状。临床诊断以 X 线、钡餐透视、B 超检查为主，可以确诊。

病因病机

　　本病相当于中医学的"胃缓"。禀赋素亏，或思虑伤脾，导致脾虚气陷，肌肉不坚，胃腑失固；或饮食不节，中焦升降失司，水津聚而为痰饮，气血化生无源，经筋失养；或久病产育伤及阴血，胃之筋脉失于濡养，纵缓不收；或瘀血阻滞，血脉不通，经脉失养均可引发本病。中医辨证以脾虚气陷、胃阴不足为主。刮痧治疗，具有预防及辅助治疗作用。

🌸 背部刮痧

刮拭脾俞至胃俞（图 7-1-67），均匀涂饰刮痧油后，由上至下，刮拭 10 分钟或刮至出痧为度。

脾俞： 在背部，当第 11 胸椎棘突下，旁开 1.5 寸。

胃俞： 在背部，当第 12 胸椎棘突下，旁开 1.5 寸。

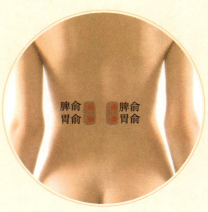

图 7-1-67　脾俞至胃俞

🌸 穴位刮痧

取中脘、气海、足三里（图 7-1-68、图 7-1-69），每穴 10 分钟，每日 1 次，连续治疗 10 日。

中脘： 在上腹部，脐中上 4 寸，前正中线上。

气海： 在下腹部，脐中下 1.5 寸，前正中线上。

足三里： 在小腿前外侧，当犊鼻下 3 寸，距胫骨前缘 1 横指（中指）处。即由外膝眼向下量 4 横指，在腓骨与胫骨之间，由胫骨旁量 1 横指处。

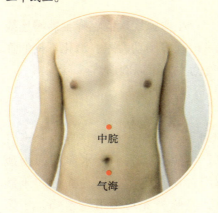

图 7-1-68　中脘、气海

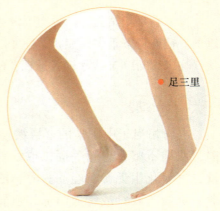

图 7-1-69　足三里

注意事项

1.饮食清淡，忌食生冷、辛辣食物。

2.适当参加体育活动，既可锻炼腹肌，增强体质，又能使胃肠道分泌和蠕动增强，促进食欲，改善消化及吸收过程。

3.生活有条理，起居有常，饮食有规律。

慢性胆囊炎

概述

慢性胆囊炎是临床上胆囊疾病中最常见的一种。临床表现为上腹不适或钝痛，常于进食油腻食物后加剧，还可有恶心、腹胀及嗳气、吞酸等一系列消化不良症状，亦可无特殊症状。

病因病机

中医临床中多属"胁痛"范畴。情志不遂，肝失疏泄，气机阻滞；或饮食不节，过食肥甘厚味，损伤脾胃，湿热内生，郁于肝胆；或外感湿热，郁结少阳，枢机不利，致使胆汁郁结，排泄不畅，发为本病。中医临床辨证时可分为胃中寒冷、胃气上逆、气逆痰阻等。刮痧治疗，具有预防及辅助治疗作用。

治疗

◉ 背部刮痧

刮拭心俞至胃俞（图7-1-70），均匀涂饰刮痧油后，由上至下，刮拭10分钟或刮至出痧为度。

心俞：在背部，当第5胸椎棘突下，旁开1.5寸。

胃俞：在背部，当第12胸椎棘突下，旁开1.5寸。

◉ 穴位刮痧

取双侧阳陵泉、足三里。每穴10分钟，每日1次，连续治疗10日。

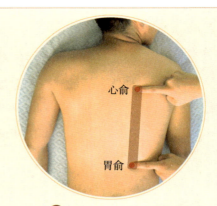

图7-1-70 心俞至胃俞

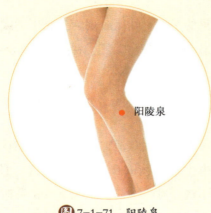

图7-1-71 阳陵泉

阳陵泉：在小腿外侧，当腓骨头前下方凹陷处。

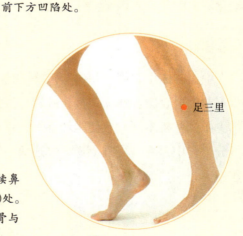

图7-1-72 足三里

足三里：在小腿前外侧，当犊鼻下3寸，距胫骨前缘1横指（中指）处。即由外膝眼向下量4横指，在腓骨与胫骨之间，由胫骨旁量1横指处。

注意事项

1. 饮食有规律，宜少量多餐。

2. 饮食清淡、忌食生冷、油腻、辛辣食物。

3. 多饮汤水，以利胆汁的分泌和排出。

脂肪肝

 概述

　　脂肪肝是指由于各种原因引起的肝细胞内脂肪堆积过多的病变。临床主要表现为食欲不振、疲倦乏力、恶心、呕吐、体重减轻、肝区或右上腹隐痛等症状。一般而言，脂肪肝属可逆性疾病，早期诊断并及时治疗常可恢复正常。

病因病机

　　中医认为，肝失疏泄、脾失健运是脂肪肝发病的主要病机。忧思过度，肝气郁结，疏泄失司，甚则气郁日久，血行不畅，瘀血渐生，瘀阻于内；或过食味甘厚味，损伤脾胃，湿热内生，郁于肝胆等均可引发本病。临床辨证以肝气郁滞、湿热内蕴、气滞血瘀为主要证型。刮痧治疗，具有预防及辅助治疗作用。

治疗

❀ 背部刮痧

　　刮拭肝俞至肾俞（图7-1-73），均匀涂饰刮痧油后，由上至下，刮拭10分钟或刮至出痧为度。

　　肝俞：在背部，当第9胸椎棘突下，旁开1.5寸。

　　肾俞：在背部，当第2腰椎棘突下，旁开1.5寸。

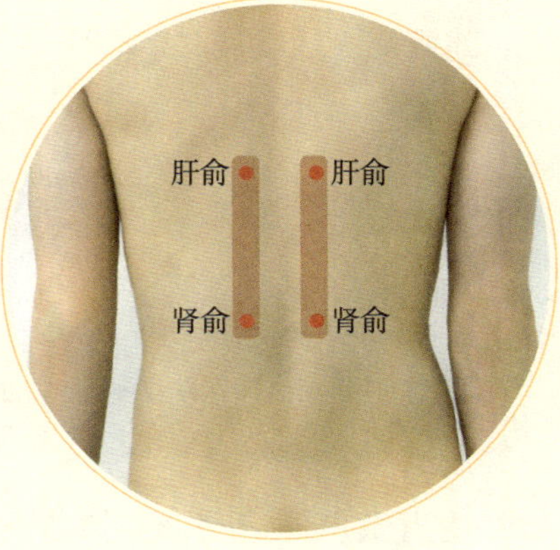

图 7-1-73　肝俞至肾俞

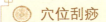
穴位刮痧

取中脘，阳陵泉、丰隆（图7-1-74~图7-1-76），每穴10分钟，每日1次，连续治疗10日。

中脘：在上腹部，脐中上4寸，前正中线上。

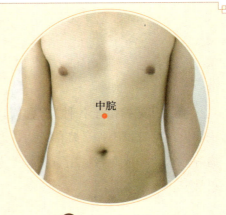

图 7-1-74　中脘

阳陵泉：在小腿外侧，当腓骨头前下方凹陷处。

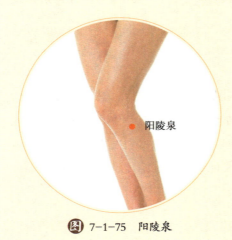

图 7-1-75　阳陵泉

丰隆：在小腿前外侧，当外踝尖上8寸，条口外，距胫骨前缘2横指（中指）。

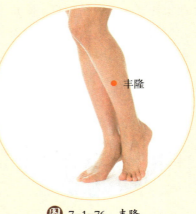

图 7-1-76　丰隆

注意事项

1. 宜减肥，尤其少吃肉食、动物内脏、油炸食品。

2. 戒酒。

3. 适当做户外运动，如散步、跑步等，加强体育锻炼，促进体内脂肪消耗。

便　秘

概述

便秘是多种疾病的伴发症状。常表现为排便困难，排便次数明显减少，每 2~3 天或更长时间一次，无规律，粪质干硬。长期便秘会影响脾胃的运行，造成大肠的传导失常，产生大量毒素堆积，会继发肠胃不适、口臭、色斑等其他症状。

病因病机

中医认为，便秘的主要病机是大肠传导失司。嗜食辛辣肥甘，或素体阳盛，或热病之后，余热留恋，导致胃肠积热；或忧思气结，久坐少动，致使气机郁滞；或恣食生冷，阴寒内积；或素体阳虚，或过用苦寒攻伐，损耗阳气，肠道失于温煦等因素可引发本病。刮痧治疗，具有预防及治疗作用。

治疗

背部刮痧

刮拭肝俞至大肠俞（图 7-1-77），均匀涂饰刮痧油后，由上至下，刮拭 10 分钟或刮至出痧为度。

肝俞：在背部，当第 9 胸椎棘突下，旁开 1.5 寸。

大肠俞：在脊柱区，第 4 腰椎棘突下，后正中线旁开 1.5 寸。

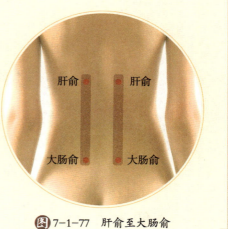

图 7-1-77　肝俞至大肠俞

☸ 穴位刮痧

取天枢、上巨虚、丰隆、支沟（图7-1-78~图7-1-81），每穴10分钟，每日1次，连续治疗10日。

天枢：在腹中部，脐中旁开2寸处，与肚脐位于同一水平线上。

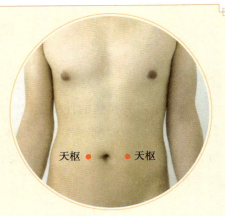

图7-1-78 天枢

上巨虚：在小腿外侧，犊鼻下6寸，距胫骨前缘1横指（中指）。

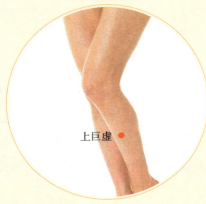

图7-1-79 上巨虚

丰隆：在小腿前外侧，当外踝尖上8寸，条口外，距胫骨前缘2横指（中指）。

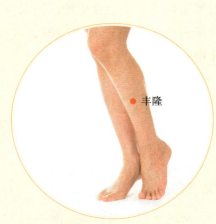

图7-1-80 丰隆

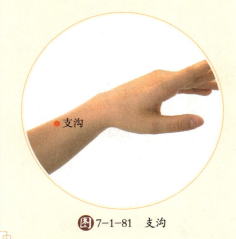

图7-1-81 支沟

支沟：在前臂后区，腕背侧远端横纹上3寸，尺骨与桡骨间隙中点。

注意事项

1. 多吃富含纤维素的蔬菜，多食香蕉、梨、西瓜等水果，以增加大便的体积，并应多饮水，少饮浓茶、咖啡等刺激性强的饮料。

2. 应养成每天定时排便的习惯，以逐步恢复或重新建立排便反射。

3. 做适当的运动，如慢跑、散步等。

4. 每晚临睡前可平卧于床上作腹式运动（作深腹式呼吸），每次 15~30 分钟；并可进行自我腹部按摩，按摩方法宜采用顺时针方向，由右侧向左侧，持续 15~30 分钟。

腹　泻

概述

腹泻是一种常见症状，是指排便次数明显超过平日习惯的频率，粪质稀薄，水分增加，每日排便量超过 200g，或含未消化食物或脓血、黏液。腹泻常伴有排便急迫感、肛门不适、失禁等症状。

病因病机

中医认为腹泻的关键病机为湿邪困脾，脾失健运，大肠功能失司。外感湿邪，损伤脾胃；或饮食不洁，恣食生冷不洁之物，或过食肥甘厚味，脾失健运；或情志失调，中焦气机升降失常；或身体虚弱，脾胃素虚，运化无能，均可引发本病。临床辨证以湿热内蕴、脾胃虚弱为主要证型。刮痧治疗，具有预防及辅助治疗作用。

治疗

🔘 背部刮痧

刮拭肝俞至大肠俞（图 7-1-82），均匀涂饰刮痧油后，由上至下，刮拭 10 分钟或刮至出痧为度。

肝俞：在背部，当第 9 胸椎棘突下，旁开 1.5 寸。

大肠俞：在脊柱区，第 4 腰椎棘突下，后正中线旁开 1.5 寸。

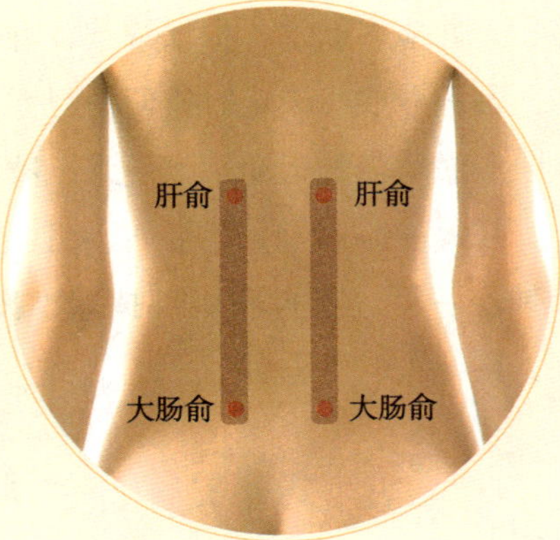

图 7-1-82　肝俞至大肠俞

🔘 穴位刮痧

取上巨虚、阴陵泉、足三里（图 7-1-83、图 7-1-84），每穴 10 分钟，每日 1 次，连续治疗 10 日。

上巨虚：在小腿外侧，犊鼻下 6 寸，距胫骨前缘 1 横指（中指）。

足三里：在小腿前外侧，当犊鼻下 3 寸，距胫骨前缘 1 横指（中指）处。即由外膝眼向下量 4 横指，在腓骨与胫骨之间，由胫骨旁量 1 横指处。

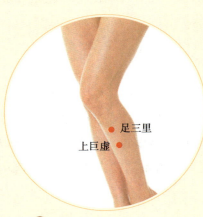

图 7-1-83　上巨虚、足三里

阴陵泉：在小腿内侧，胫骨内侧髁后下方凹陷处。

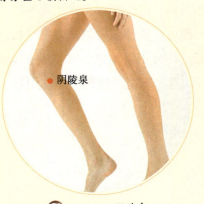

图 7-1-84　阴陵泉

注意事项

1. 注意饮食卫生，防止病从口入，饭前便后洗手。

2. 人在腹泻时，会丢失大量水分和无机盐，应适当补充一些营养丰富而容易消化的食物，食物以少油腻、少渣、高蛋白、高热能、高维生素的半流质食物为佳。如藕粉、面糊、豆浆、细面条、豆腐脑、大米莲子粥、小米扁豆粥、薄皮馄饨等。

3. 腹泻不要滥用抗生素，易导致菌群失调。

4. 肠易激综合征患者保持心情舒畅，适当释放生活压力。

慢性肾炎

概述

慢性肾炎是以蛋白尿、血尿、高血压、水肿为基本临床表现，起病方式各有不同，病情迁延，病变缓慢进展，可致不同程度肾功能减退，最终将发展为慢性肾衰竭的一组肾小球病。

病因病机

中医认为，慢性肾炎主要责之于肾的气化功能不足。年老体弱，肾气不足；或过度劳累，气阴亏耗；或房事不节，失精耗气；或情志不畅，肝气郁结，气郁化火，郁于下焦，灼精伤阴等均可引发本病。中医辨证以肝肾阴虚、气阴两虚及脾肾阳虚为主要证型。刮痧治疗，具有预防及辅助治疗作用。

175

🏵 背部刮痧

刮拭肝俞至肾俞（图7-1-85），均匀涂饰刮痧油后，由上至下，刮拭10分钟或刮至出痧为度。

肝俞：在背部，当第9胸椎棘突下，旁开1.5寸。

肾俞：在背部，当第2腰椎棘突下，旁开1.5寸。

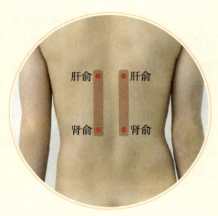

图7-1-85　肝俞至肾俞

🏵 穴位刮痧

取水道，双侧三阴交、太溪（图7-1-86、图7-1-87）。每次选取3~4穴，交替使用。每穴10分钟，每日1次，连续治疗10日。

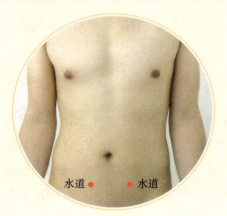

图7-1-86　水道

水道：在下腹部，脐中下3寸，前正中线旁开2寸。

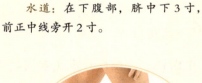

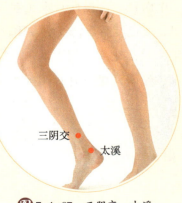

三阴交：在小腿内侧，当足内踝尖上3寸，胫骨内侧缘后方。

太溪：在足内侧，内踝后方，当内踝尖与跟腱间的凹陷处。

图7-1-87　三阴交、太溪

注意事项

1. 限吃盐腌食品。有持续少尿和高血钾时，避免吃含钾高的食品，如各种水果等。肾功能不全时，应控制各种动物蛋白质的摄入。

2. 养成良好的生活习惯，避免过度劳累。

3. 适量运动，增强抗病能力。

4. 用药要合理，切忌使用肾毒性药物。

泌尿系感染

概述

泌尿系感染是由细菌引起的肾盂肾炎、膀胱炎、尿道炎等病的总称。属于中医的"淋症""癃闭"范畴。一般以腰痛、尿频、尿急、尿痛为主要临床特点。

病因病机

本病属中医"淋证"范畴。中医认为此病多系湿热下注，侵犯肾与膀胱，下焦气化不利所致。嗜食辛辣肥甘，或饮酒过多，湿热内生，下注膀胱；或下阴不洁，秽浊之邪内侵，酿成湿热；或脾胃虚弱，湿浊内生，日久化热是本病的主要原因。中医辨证以膀胱湿热、肝胆郁热、肾阴不足、脾肾阳虚为主要证型。刮痧治疗，具有预防及辅助治疗作用。

治疗

◉ 背部刮痧

刮拭膀胱俞至下髎（图 7-1-88），均匀涂饰刮痧油后，由上至下，刮拭 10 分钟或刮至出痧为度。

膀胱俞：在骶区，横平第2骶后孔，骶正中嵴旁开1.5寸。

下髎：在骶区，正对第4骶后孔中。

◉ 穴位刮痧

取中极、三阴交、太溪（图7-1-89、图7-1-90），每穴10分钟，每日1次，连续治疗10日。

中极：在下腹部，脐中下4寸，前正中线上。

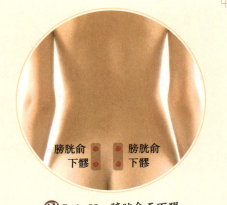

图7-1-88　膀胱俞至下髎

三阴交：在小腿内侧，当足内踝尖上3寸，胫骨内侧缘后方。

太溪：在足内侧，内踝后方，当内踝尖与跟腱间的凹陷处。

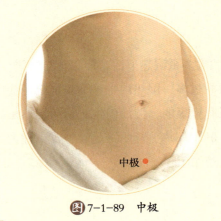

图7-1-89　中极

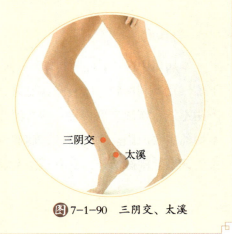

图7-1-90　三阴交、太溪

注意事项

1. 饮食清淡，忌食生冷、辛辣食物，戒酒。

2. 多喝水，勤排尿。

3. 适当做户外运动，如散步、保健操等，加强体育锻炼。

中　暑

 概述

中暑多发于夏季，是感受暑邪引起的以高热汗出或肤燥无汗、烦躁、口渴、神昏抽搐，或呕恶腹痛为主要表现的疾病。除病人中暑症状外，可将右手中指弯曲，在病人胸部皮肤上划一下，如有明显的紫红色隆起的划痕，就说明有'痧'。刮痧治疗，具有预防及辅助治疗作用。

病因病机

中暑是因感受暑邪，邪热内郁，阻遏气机所致。夏季在高温下劳作，或聚集在人群密集的公共场所，或身处空间狭窄，通风不畅的地方都易引起本病。对高温环境适应不充分是致病的主要原因。在大气温度升高（＞32℃）、湿度较大（＞60%）和无风的环境中，长时间工作或强体力劳动，又无充分防暑降温措施时，缺乏对高热环境适应者易发生中暑。刮痧治疗，具有预防及辅助治疗作用。

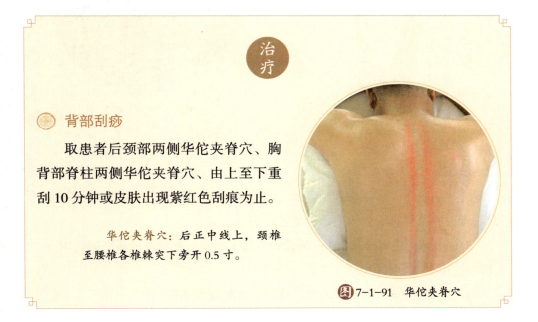

治疗

◎ 背部刮痧

取患者后颈部两侧华佗夹脊穴、胸背部脊柱两侧华佗夹脊穴、由上至下重刮10分钟或皮肤出现紫红色刮痕为止。

华佗夹脊穴：后正中线上，颈椎至腰椎各椎棘突下旁开0.5寸。

图7-1-91　华佗夹脊穴

⚙ 穴位刮痧

取内关、委中、曲泽（图 7-1-92~
图 7-1-94），每穴 10 分钟或皮肤出现紫
红色刮痕为止。

内关：当前臂掌侧，腕横纹上 2
寸，掌长肌腱与桡侧腕屈肌腱之间。

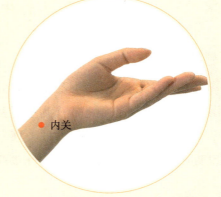

图 7-1-92　内关

委中：在膝后区，腘横纹
中点。

曲泽：在肘前区，肘横纹上，肱
二头肌肌腱的尺侧缘凹陷中。

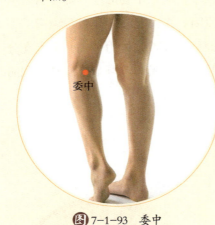

图 7-1-93　委中

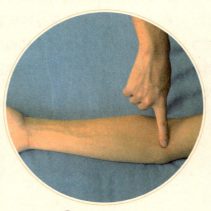

图 7-1-94　曲泽

注意事项

1.本病较急，多数病人刮后就可以感到头脑清醒。但如病情较重或刮痧
无效者，应及早找医生诊治，以免耽误病情。

2.温开水（或用糖开水）一杯给病人饮下，并扶到空气清新阴凉的地方。
（切忌饮冷水，不可令卧冷地。）

3.可用西瓜皮或湿毛巾为患者抹身，加速体温下降。

第二节　外科疾病

颈椎病

 概述

　　颈椎病又称颈椎综合征，是颈椎骨关节炎、增生性颈椎炎、颈神经根综合征、颈椎间盘脱出症的总称，是一种以退行性病理改变为基础的疾患。主要由于颈椎长期劳损、骨质增生，或椎间盘脱出、韧带增厚，致使颈椎脊髓、神经根或椎动脉受压，导致一系列功能障碍的临床综合征。表现为颈椎间盘退变本身及其继发性的一系列病理改变，如椎节失稳、松动；髓核突出或脱出；骨刺形成；韧带肥厚和继发的椎管狭窄等，刺激或压迫了邻近的神经根、脊髓、椎动脉及颈部。

病因病机

　　中医认为颈椎病属于"项痹病"范畴，其主要病机是颈项部经脉气滞血瘀，不通则痛。主要由长期劳损，加之姿势不当，筋脉失养；或外感风寒，气血凝滞；或痰浊阻络，不通则痛；或外力损伤，筋骨受损等因素引发。刮痧治疗能舒筋活络，活血化瘀，具有预防及治疗作用。

治疗

◎ **背部刮痧**

　　刮拭风池—肩井—肩峰、督脉大椎至至阳、膀胱经大杼至膈俞（图7-2-1），均匀涂饰刮痧油后，由上至下，刮拭10分钟刮至出痧为度。

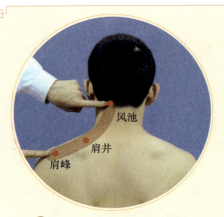

图7-2-1 风池、肩井、肩峰

风池：在项部，当枕骨之下，与风府相平，胸锁乳突肌与斜方肌上端之间的凹陷处。

肩井：在肩上，前直乳中，当大椎与肩峰端连线的中点上。

肩峰：沿锁骨向外摸，最远端外侧的骨性隆起就是肩峰。

大椎：在脊柱区，第7颈椎棘突下凹陷中，后正中线上。

至阳：在脊柱区，第7胸椎棘突下凹陷中，后正中线上。

大杼：在脊柱区，第1胸椎棘突下，后正中线旁开1.5寸。

膈俞：在背部，当第7胸椎棘突下，旁开1.5寸。

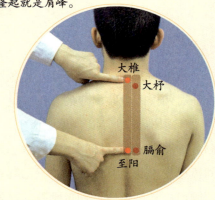

图7-2-2 大椎、至阳、大杼、膈俞

⊛ 穴位刮痧

取肩髃、曲池、外关（图7-2-3~图7-2-5），每穴10分钟，每日1次，连续治疗10日。

曲池：在肘横纹外侧端，屈肘，当肘横纹末端与肱骨外上髁连线的中点。

肩髃：在肩部，三角肌上，臂外展，或向前平伸时，当肩峰前下方凹陷处。

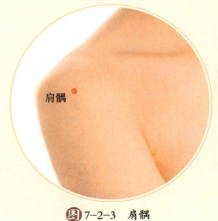

图7-2-3 肩髃

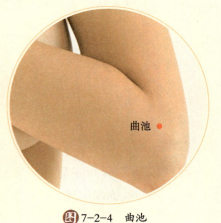

图7-2-4 曲池

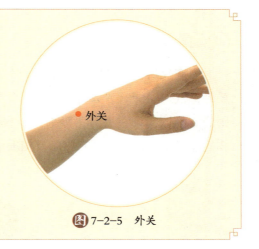

外关：在前臂背侧，当阳池与肘尖连线上，腕背横纹上 2 寸，尺骨与桡骨之间。

图 7-2-5　外关

注意事项

1. 纠正生活中的不良姿势。

2. 伏案工作超过 2 小时，应做一次颈部放松或保健操，以舒缓僵硬，改善循环。

3. 注意颈肩部保暖，避免冷风直吹颈肩部。

4. 睡眠时枕头不宜过高，枕头高度为自身的一拳高为宜。

肩周炎

概述

肩周炎是以肩关节疼痛和活动不便为主要症状的常见病症。本病的好发年龄在 50 岁左右，女性发病率略高于男性，多见于体力劳动者。如得不到有效的治疗，有可能严重影响肩关节的功能活动。

本病早期肩关节呈阵发性疼痛，常因天气变化及劳累而诱发，以后逐渐发展为持续性疼痛，并逐渐加重，昼轻夜重，肩关节向各个方向的主动和被动活动均受限。肩部受到牵拉时，可引起剧烈疼痛。肩关节可有广泛压痛，并向颈部及肘部放射，还可出现不同程度的三角肌的萎缩。通过刮痧治疗，具有预防及辅助治疗作用。

病因病机

肩周炎属中医"痹证"范畴，本病多由外感风寒湿，经脉痹阻；或外伤筋脉，气血瘀滞；或久劳虚损，筋骨衰退，气血不通所致。基本病机为不通则痛。临床辨证主要分为瘀血型、风寒型、湿热型、痰湿型、经脉失养型。本病通过刮痧治疗，具有预防及辅助治疗作用。

治疗

⚙ 背部刮痧

从脑后风池穴刮至肩胛区天宗穴（图7-2-6），均匀涂饰刮痧油后，由上至下，刮拭10分钟刮至出痧为度。

风池：在项部，当枕骨之下，与风府相平，胸锁乳突肌与斜方肌上端之间的凹陷处。

天宗：在肩胛区，肩胛冈中点与肩胛骨下角连线上1/3与下2/3交点凹陷中。

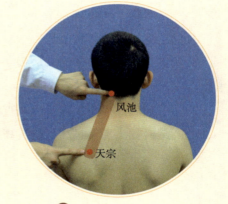

图 7-2-6　风池至天宗

⚙ 穴位刮痧

取病侧肩髃、肩髎、曲池（图7-2-7~图7-2-9），交替使用。每穴10分钟，每日1次，连续治疗10日。

肩髃：在肩部，三角肌上，臂外展，或向前平伸时，当肩峰前下方凹陷处。

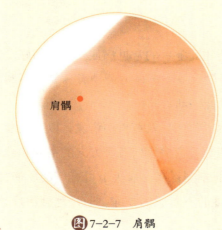

图 7-2-7　肩髃

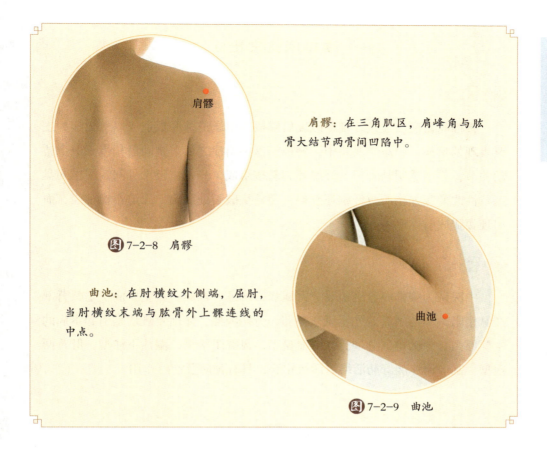

肩髃：在三角肌区，肩峰角与肱骨大结节两骨间凹陷中。

图7-2-8 肩髃

曲池：在肘横纹外侧端，屈肘，当肘横纹末端与肱骨外上髁连线的中点。

图7-2-9 曲池

注意事项

1.加强体育锻炼是预防和治疗肩周炎的有效方法，但贵在坚持。如果不坚持锻炼，不坚持做康复治疗，则肩关节的功能难以恢复正常。

2.受凉常是肩周炎的诱发因素，因此，为了预防肩周炎，中老年人应重视保暖防寒，勿使肩部受凉。

3.两种常见的锻炼方法：①手指爬墙练习：侧面或前面站立，抬起患侧的前臂，以食指和中指贴墙，然后沿墙向上慢慢作爬墙式运动；②患侧手臂上举，反复摸后脑勺，病侧手于体后，上抬摸背部。如果患侧手臂活动不便，可用健侧手帮助患侧手上抬。注意：应在无痛范围内活动，因为疼痛可反射性地引起或加重肌痉挛，从而影响功能恢复。

腰椎间盘突出症

概述

　　腰椎间盘突出症是纤维环破裂后髓核突出压迫神经根造成以腰腿痛为主要表现的疾病。中医学典籍中无腰椎间盘突出症之名。腰间盘相当于一个微动关节，是由透明软骨板、纤维环和髓核组成，分布在腰椎骨间。腰椎间盘退行性改变或外伤所致纤维环破裂，髓核从破裂处脱出，压迫腰椎神经，而出现腰腿放射性疼痛。

病因病机

　　中医认为腰椎间盘突出属"腰腿痛，痹证"范畴。其主要病机是腰背部经脉瘀阻，不通则痛。外感风寒湿邪、劳伤闪挫、体虚年衰均是引起本病的主要原因。中医辨证分型有气滞血瘀型，风寒阻络型，湿热下注型，肝肾两虚型。刮痧治疗能舒筋活络，活血化瘀，具有预防及治疗作用。

治疗

◉ 背部刮痧

　　刮拭双侧肾俞至次髎（图7-2-10），均匀涂饰刮痧油后，由上至下刮拭10分钟或至出痧为度。

　　肾俞：在背部，当第2腰椎棘突下，旁开1.5寸。

　　次髎：在骶区，正对第2骶后孔中。

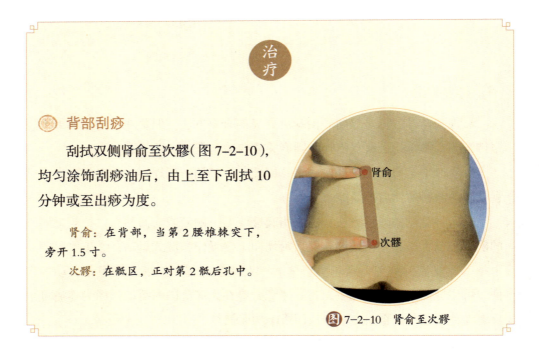

图7-2-10　肾俞至次髎

✿ 穴位刮痧

取阳陵泉、委中、承山（图 7-2-11、图 7-2-12），每穴 10 分钟，每日 1 次，连续治疗 10 日。

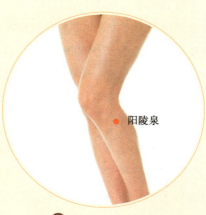

阳陵泉：在小腿外侧，当腓骨头前下方凹陷处。

图 7-2-11　阳陵泉

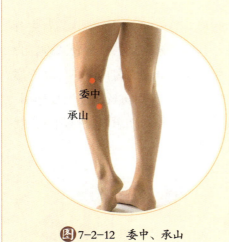

图 7-2-12　委中、承山

委中：在膝后区，腘横纹中点。
承山：在小腿后区，腓肠肌两肌腹与肌腱交角处。

注意事项

1. 腰椎间盘突出症急性期期间刮痧治疗时，刮拭腰部手法不宜过重，否则易增加神经根水肿。

2. 注意改变生活方式，不适宜穿带跟的鞋，有条件的可以选择平跟鞋。日常生活中应多睡硬板床，睡硬板床可以减少椎间盘承受的压力。

3. 加强腰部肌肉锻炼：强有力的背部肌肉，可防止腰背部软组织损伤，腹肌和肋间肌锻炼，可增加腹内压和胸膜腔内压，此有助于减轻腰椎负荷。如可以经常进行游泳、燕飞等体育锻炼等。

老年骨质疏松

概述

　　骨质疏松是多种原因引起的一组骨病，骨组织有正常的钙化，钙盐与基质呈正常比例，以单位体积内骨组织量减少为特点的代谢性骨病变。在多数骨质疏松中，骨组织的减少主要由于骨质吸收增多所致。发病多缓慢，个别较快，以骨骼疼痛、易于骨折为特征，生化检查基本正常。

病因病机

　　骨质疏松属于中医"骨痹""骨萎""骨极"等范畴。中医学认为肾主骨生髓，老年骨质疏松多由于肾精亏虚所致，与脾关系密切，以脾肾两虚、骨枯髓弱为本，气血不行、痹阻经络为标。中医辨证分型为肾虚型、脾肾两虚型、肝肾阴虚型、瘀血阻络型。通过刮痧治疗，具有预防及辅助治疗作用。骨质疏松早期通过刮痧疗法常可收到疗效，骨质疏松晚期患者进行刮痧治疗可起到辅助治疗的作用。

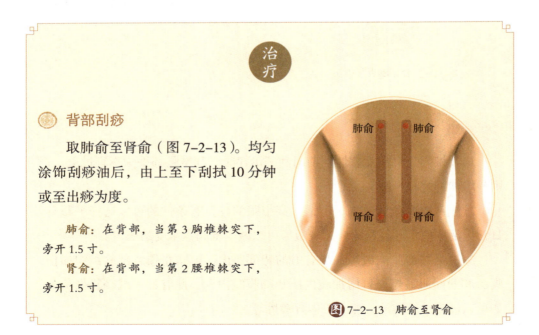

治疗

❀ 背部刮痧

　　取肺俞至肾俞（图7-2-13）。均匀涂饰刮痧油后，由上至下刮拭10分钟或至出痧为度。

　　肺俞：在背部，当第3胸椎棘突下，旁开1.5寸。

　　肾俞：在背部，当第2腰椎棘突下，旁开1.5寸。

图7-2-13　肺俞至肾俞

❀ 穴位刮痧

取悬钟、三阴交、太溪（图 7-2-14、图 7-2-15），每穴 10 分钟，每日 1 次，连续治疗 10 日。

悬钟：在小腿外侧，外踝尖上 3 寸，腓骨前缘。

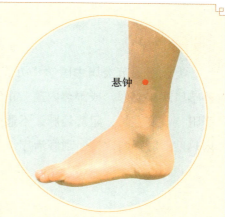

图 7-2-14　悬钟

三阴交：在小腿内侧，当足内踝尖上 3 寸，胫骨内侧缘后方。

太溪：在足内侧，内踝后方，当内踝尖与跟腱间的凹陷处。

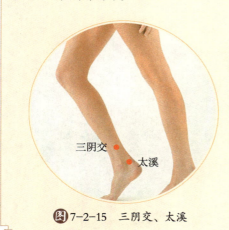

图 7-2-15　三阴交、太溪

注意事项

1. 多吃高钙食物，如奶制品、豆类等。

2. 多晒太阳。

3. 适当做户外运动，如散步、保健操等，以增强体质。

类风湿关节炎

概述

类风湿关节炎主要表现为手指、腕、膝等多关节肿痛和运动受限，日久可发生肌肉萎缩，关节畸形肿大固定，功能丧失。是以结缔组织广泛性炎症为主要表现的慢性全身性自身免疫性疾病。

病因病机

　　类风湿关节炎属中医学"历节风""骨痹"的病理范畴，发病原因多为外感风寒湿之邪，或湿热内蕴。正气虚弱，外邪侵袭，流注关节，气血运行受阻，痰瘀互结，阻痹经脉，不通则痛。中医辨证分型为肾虚内寒型，肾虚内热型，肝肾两虚型。刮痧治疗，具有预防及辅助治疗作用。

治疗

背部刮痧

　　取肺俞至肾俞（图7-2-16），均匀涂饰刮痧油后，由上至下刮拭10分钟或至出痧为度。

　　肺俞：在背部，当第3胸椎棘突下，旁开1.5寸。

　　肾俞：在背部，当第2腰椎棘突下，旁开1.5寸。

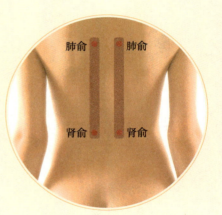

图7-2-16　肺俞至肾俞

穴位刮痧

　　取悬钟、三阴交、足三里（图7-2-17、图7-2-18），每穴10分钟，每日1次，连续治疗10日。

　　悬钟：在小腿外侧，外踝尖上3寸，腓骨前缘。

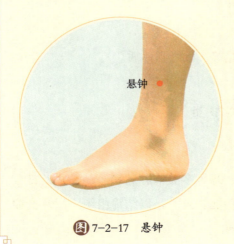

图7-2-17　悬钟

190

三阴交：在小腿内侧，当足内踝尖上3寸，胫骨内侧缘后方。

足三里：在小腿前外侧，当犊鼻下3寸，距胫骨前缘1横指（中指）处。即由外膝眼向下量4横指，在腓骨与胫骨之间，由胫骨旁量1横指处。

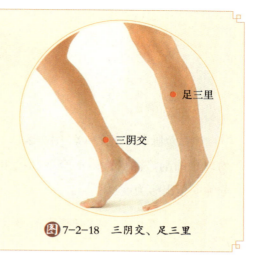

图7-2-18　三阴交、足三里

注意事项

1. 加强锻炼，增强身体素质。

2. 避免受风、受潮、受寒。

3. 注意劳逸结合，生活有规律。

4. 预防和控制感染。

腰　痛

概述

腰痛是以腰部一侧或两侧疼痛为主要症状的一种病证。西医的肾脏疾病、风湿病、腰肌劳损、脊椎及脊髓疾病等所致腰痛，可参照该证辨证论治。

病因病机

本病多由肾阳不足，寒凝带脉，或肝经湿热侵及带脉，经行之际，阳虚气弱，以致带脉气结不通而出现疼痛；或冲任气血充盛，以致带脉壅滞，湿热滞留而疼痛。中医辨证分型为寒湿腰痛型，肾虚腰痛型，腰肌劳损型。刮痧治疗，具有预防及辅助治疗作用。

❀ 背部刮痧

刮拭督脉命门至腰阳关（图 7-2-19），均匀涂饰刮痧油后，由上至下刮拭 10 分钟或至出痧为度。

命门：在脊柱区，第 2 腰椎棘突下凹陷中，后正中线上。

腰阳关：在脊柱区，第 4 腰椎棘突下凹陷中，后正中线上。

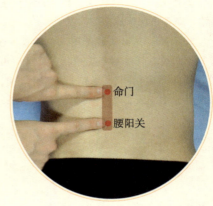

图 7-2-19　命门至腰阳关

❀ 穴位刮痧

取双侧阳陵泉、委中、悬钟（图 7-2-20~ 图 7-2-22），每穴 10 分钟，每日 1 次，连续治疗 10 日。

阳陵泉：在小腿外侧，当腓骨头前下方凹陷处。

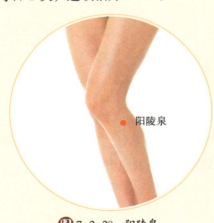

图 7-2-20　阳陵泉

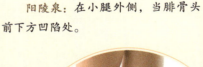

委中：在膝后区，腘横纹中点。

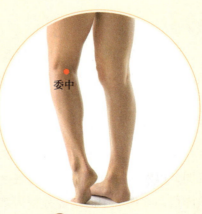

图 7-2-21　委中

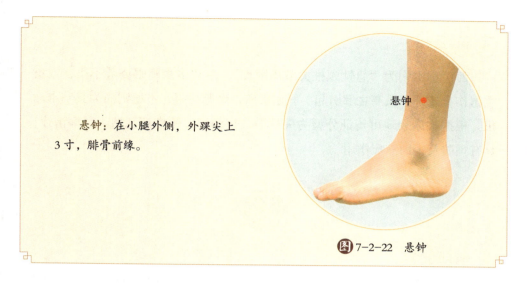

悬钟：在小腿外侧，外踝尖上
3寸，腓骨前缘。

悬钟

图7-2-22　悬钟

注意事项

1. 注意休息起居有常，饮食有规律。

2. 注意改变生活方式，不适宜穿带跟的鞋。日常生活中宜选用硬板床。

3. 加强肌肉锻炼：强有力的背部肌肉，可防止腰背部软组织损伤；腹肌和肋间肌锻炼，可增加腹内压和胸膜腔内压，此有助于减轻腰椎负荷。

4. 腰痛是一个症状，不是一个独立的疾病，引起腰痛的原因是比较复杂的，所以出现持续且不明原因的腰痛，不要掉以轻心，应尽快到医院确诊，避免某些严重疾病的发展。

落　枕

概述

落枕是以颈部疼痛、颈项僵硬、转侧不便为主要表现的颈部软组织急性扭伤。多与睡枕及睡眠姿势有密切关系，频发落枕多是颈椎病的前兆。

图解
刮痧疗法
TUJIE
GUASHA
LIAOFA

病因病机

西医称本病为"急性颈椎关节周围炎"。落枕多由睡眠姿势不当，或负重扭伤，或外感风寒之邪引起。气血瘀滞，经脉痹阻，不通则痛为其基本病机。根据临床表现可辨证分型为失枕型，扭伤型，颈椎紊乱型。刮痧治疗，具有预防及辅助治疗作用。

治疗

背部刮痧

刮拭风池、肩井、肩峰（图7-2-23），刮拭督脉大椎至至阳。刮拭两侧膀胱经大杼至膈俞，均匀涂饰刮痧油后，由上至下，刮拭10分钟刮至出痧为度。

风池：在项部，当枕骨之下，与风府相平，胸锁乳突肌与斜方肌上端之间的凹陷处。

肩井：在肩上，前直乳中，当大椎与肩峰端连线的中点上。

肩峰：沿锁骨向外摸，最远端外侧的骨性隆起就是肩峰。

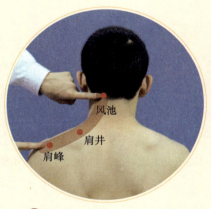

图 7-2-23　风池、肩井、肩峰

大椎：在脊柱区，第7颈椎棘突下凹陷中，后正中线上。

至阳：在脊柱区，第7胸椎棘突下凹陷中，后正中线上。

大杼：在脊柱区，第1胸椎棘突下，后正中线旁开1.5寸。

膈俞：在背部，当第7胸椎棘突下，旁开1.5寸。

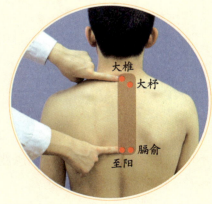

图 7-2-24　大椎、至阳、大杼、膈俞

⊛ 穴位刮痧

取双侧落枕穴（又名外劳宫）、天宗、合谷。每穴10分钟，每日1次，连续治疗10日。

落枕穴：在手背，第2、3掌骨间及第4、5掌骨间，腕背侧远端横纹与掌指关节中点处，一手2穴。

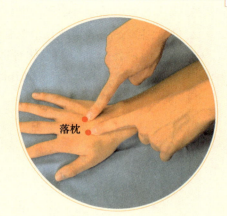

图7-2-25　落枕穴

天宗：在肩胛区，肩胛冈中点与肩胛骨下角连线上1/3与下2/3交点凹陷中。

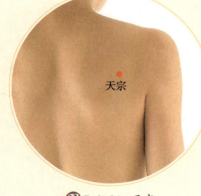

图7-2-26　天宗

合谷：在手背，第1、2掌骨之间，当第2掌骨桡侧的中点处。

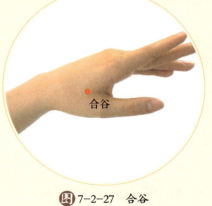

图7-2-27　合谷

注意事项

1. 用枕不要太高，以侧卧肩的高度为宜，软硬适度，用枕不当是落枕发生的原因之一。

2. 要注意避免不良的睡眠姿势，如俯卧把头颈弯向一侧；在极度疲劳时还没有卧正位置就熟睡过去；头颈部位置不正，过度屈曲或伸展等。

3. 要注意避免受凉、吹风和淋雨。

4. 饮食清淡，忌食生冷、辛辣食物，饮食有规律。

5. 适当做户外运动，加强体育锻炼。尤其是颈椎的活动操，如做"米"字操，这是一种操作简便的颈部保健操。

第三节　五官科疾病

目赤肿痛

目赤肿痛为多种眼部疾患中的一个急性症状，表现为白睛布满赤丝，可伴有眼睑边缘肿痛，头痛、口苦、烦躁，多见于熬夜工作用眼过度后，或用脏手揉眼后感染。由风热上袭和肝胆火盛所致。中医通过发散风热、清肝泻热的治法改善体质。刮痧治疗，具有预防及治疗作用。

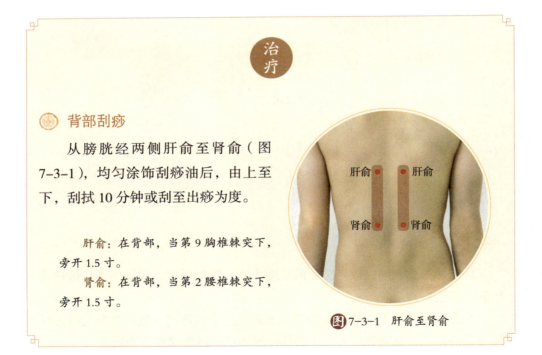

治疗

◉ 背部刮痧

从膀胱经两侧肝俞至肾俞（图7-3-1），均匀涂饰刮痧油后，由上至下，刮拭10分钟或刮至出痧为度。

　　肝俞：在背部，当第9胸椎棘突下，旁开1.5寸。

　　肾俞：在背部，当第2腰椎棘突下，旁开1.5寸。

肝俞　　肝俞

肾俞　　肾俞

图7-3-1　肝俞至肾俞

❀ 穴位刮痧

取太阳、合谷、太冲（图7-3-2~图7-3-4），每穴5分钟，每日1次，连续治疗10日。

太阳：正坐或侧伏坐位，在颞部，当眉梢与目外眦之间，向后约1横指的凹陷处。在头颞部，于眉梢与外眼角之间，外眼角外方，外侧眼眶上凹陷处即为此穴。

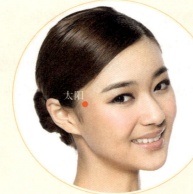

图 7-3-2 太阳

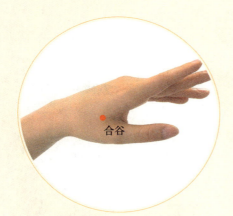

图 7-3-3 合谷

合谷：在手背，第1、2掌骨之间，当第2掌骨桡侧的中点处。

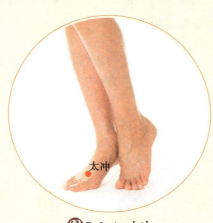

图 7-3-4 太冲

太冲：在足背侧，当第1、2跖骨间隙的后方凹陷处。

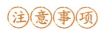 注意事项

1. 避免熬夜，注意用眼卫生。
2. 调节焦躁情绪，保持心情平和。

口　疮

口疮是发生在口腔黏膜表面的溃疡，溃疡面呈米粒至黄豆大小、成圆形或卵圆形凹陷，外周充血略红肿。溃疡具有周期性、复发性及自限性等特点，好发于唇、颊、舌缘等，有突发的，也有反复慢性生出的。口腔溃疡预示着机体可能有潜在系统性疾病，如胃肠、血液和内分泌系统的疾病，但临床上大部分患者身体健康，无系统性疾病。刮痧治疗，具有预防及治疗作用。

治疗

背部刮痧

从膀胱经双侧心俞到胃俞（图 7-3-5），均匀涂饰刮痧油后，由上至下，刮拭 10 分钟或刮至出痧为度。

心俞：在背部，当第 5 胸椎棘突下，旁开 1.5 寸。
胃俞：在背部，当第 12 胸椎棘突下，旁开 1.5 寸。

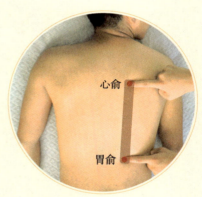

图 7-3-5　心俞至胃俞

穴位刮痧

取内庭、合谷、大陵（图 7-3-6~图 7-3-8），每穴 10 分钟，每日 1 次，连续治疗 10 日。

内庭：在足背，第 2、3 趾间，趾蹼缘后方赤白肉际处。

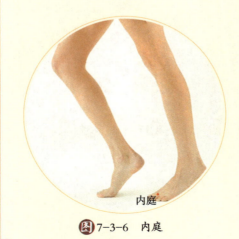

图 7-3-6　内庭

合谷：在手背，第 1、2 掌骨之间，当第 2 掌骨桡侧的中点处。

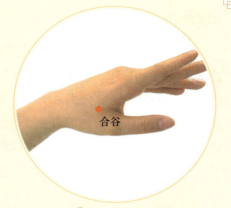

图 7-3-7　合谷

大陵：在腕前区，腕掌侧远端横纹中，掌长肌腱与桡侧腕屈肌腱之间。

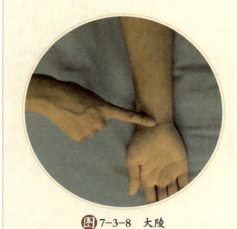

图 7-3-8　大陵

1. 注意口腔卫生。

2. 忌食辛辣和烟酒。

3. 及时去除大块牙石，去除不良修复体等。

4. 注意生活起居有规律，避免过度劳累和紧张。

5. 多吃一些新鲜蔬菜水果、富含维生素的食物。

6. 对复发性口腔溃疡早发现、早治疗，以排除癌变。

牙　痛

（概）（述）

牙痛为口腔疾患的常见症状之一，可见于西医学的龋齿、牙髓炎、根尖周围炎和牙本质过敏等。遇冷、热、酸、甜等刺激时牙痛发作或加重。

病因病机

属中医的"牙宣""骨槽风"范畴。中医认为，风热侵袭、风火邪毒侵犯，伤及牙体及牙龈肉，邪聚不散，气血滞留，气穴不通，瘀阻脉络而为病。并且，手、足阳明经脉分别入下齿、上齿，大肠，胃腑积热或风邪外袭经络，郁于阳明而化火，火邪循经上炎而发牙痛。肾主骨，齿为骨之余，肾阴不足，虚火上炎亦可引起牙痛。亦有多食甘酸之物，口齿不洁，垢秽蚀齿而痛者。刮痧治疗，具有预防及治疗作用。

治疗

◎ 背部刮痧

刮拭肺俞至肾俞（图7-3-9），均匀涂饰刮痧油后，由上至下，刮拭10分钟刮至出痧为度。

肺俞：在背部，当第3胸椎棘突下，旁开1.5寸。

肾俞：在背部，当第2腰椎棘突下，旁开1.5寸。

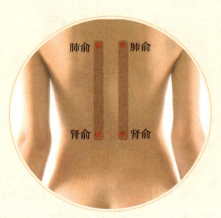

图 7-3-9　肺俞至肾俞

◎ 穴位刮痧

取合谷、颊车、太溪（图7-3-10~图7-3-12），交替使用。每穴10分钟，每日1次，连续治疗10日。

合谷：在手背，第1、2掌骨之间，当第2掌骨桡侧的中点处。

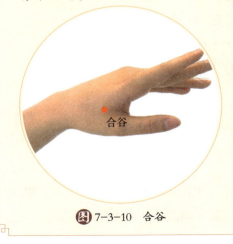

图 7-3-10　合谷

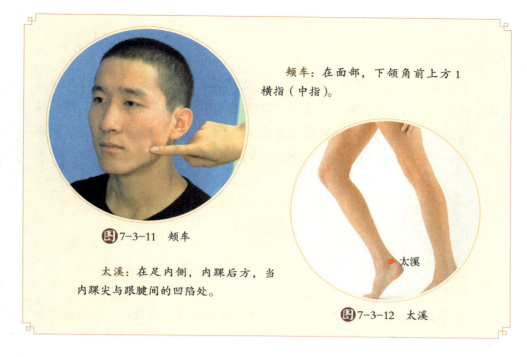

颊车：在面部，下颌角前上方1横指（中指）。

图 7-3-11　颊车

太溪：在足内侧，内踝后方，当内踝尖与跟腱间的凹陷处。

太溪

图 7-3-12　太溪

注意事项

1. 注意口腔卫生，养成"早晚刷牙，饭后漱口"的良好习惯。

2. 平时宜多吃清胃火及清肝火的食物，如南瓜、西瓜、荸荠、芹菜、萝卜等。忌酒及热性动火食品。勿吃过硬食物，少吃过酸、过冷、过热食物。睡前不宜吃糖、饼干等淀粉之类的食物。

3. 脾气急躁，容易动怒会诱发牙痛，故宜心胸豁达，情绪宁静。

4. 保持大便通畅。

鼻出血

概述

鼻出血又称鼻衄，是临床常见症状之一，多因鼻腔病变引起，也可由全身疾病所引起，偶有因鼻腔邻近病变出血经鼻腔流出者。多数出血可自止。

病因病机

中医认为本病主要由于肺、胃、肝火热偏盛，迫血妄行，以致血溢清道，从鼻孔流出而成鼻衄；或风热、燥热之邪犯肺，循经上壅鼻窍，热伤脉络，血溢鼻中；亦有少数由肾精亏虚或气虚不摄所致。临床一般分为肺胃热盛、肝火上逆两种证型。刮痧治疗，具有预防及治疗作用。

治疗

◎ 背部刮痧

刮拭肺俞至胃俞（图7-3-13）、大椎至至阳（图7-3-14），均匀涂饰刮痧油后，由上至下，刮拭10分钟或刮至出痧为度。

肺俞：在背部，当第3胸椎棘突下，旁开1.5寸。

胃俞：在背部，当第12胸椎棘突下，旁开1.5寸。

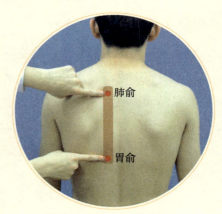

图7-3-13 肺俞至胃俞

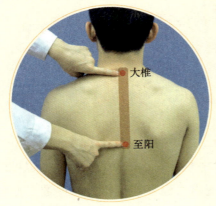

图7-3-14 大椎至至阳

大椎：在脊柱区，第7颈椎棘突下凹陷中，后正中线上。

至阳：在脊柱区，第7胸椎棘突下凹陷中，后正中线上。

穴位刮痧

取合谷、太冲、太溪（图 7-3-15~ 图 7-3-17），每穴 10 分钟，每日 1 次，连续治疗 10 日。

合谷：在手背，第 1、2 掌骨之间，当第 2 掌骨桡侧的中点处。

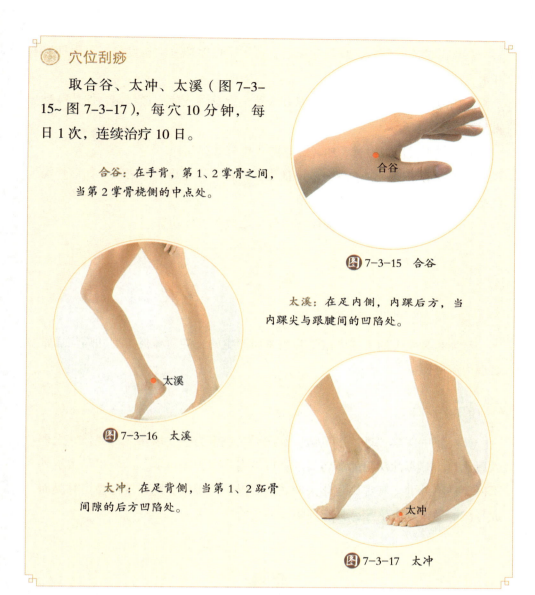

图 7-3-15　合谷

太溪：在足内侧，内踝后方，当内踝尖与跟腱间的凹陷处。

图 7-3-16　太溪

太冲：在足背侧，当第 1、2 跖骨间隙的后方凹陷处。

图 7-3-17　太冲

注意事项

1. 一旦发生鼻出血，用手指紧捏两侧鼻翼，同时要平卧，保持镇静，给予前额和后颈部冷敷，以促使血管收缩，减少出血，出血严重时尽快就医。

2. 在空调环境时间不宜过长，电扇不宜直吹。

3. 秋冬偏冷天气时，早晨起床后，可用手按摩迎香穴至发热，再喝杯温开水，以预防鼻出血的发生。

4. 用温水清洗鼻腔，也可用温开水蒸汽熏蒸，或使用加湿器，保持鼻黏膜湿润。

5. 平时不要用力擤鼻、挖鼻等，防止机械性损伤。

6. 饮食清淡，忌食生冷、辛辣食物。禁食辛辣燥热生火之品，如煎炸类食物等，以免滋生火热，加重病情。

7. 适当做户外运动，加强体育锻炼，如散步、气功等。

鼻　炎

概 述

鼻炎是鼻腔中的一些区域受到刺激而产生的炎症。鼻炎典型的病症通常表现为流鼻涕。

病 因 病 机

鼻炎属中医学"鼻渊"范畴。其病因病机多为感受风热之邪或风寒之邪入里化热，热毒浊涕阻闭鼻窍而成。慢性者多因脾肺虚弱，肺气不足致卫外不固、易感外邪。脾虚则运化失职，痰湿滞留，困结鼻窍，浸淫鼻窦黏膜而成鼻渊。通过刮痧治疗，具有预防及辅助治疗作用。

治疗

◎ 背部刮痧

刮拭肺俞至胃俞（图7-3-18），均匀涂饰刮痧油后，由上至下，刮拭10分钟刮至出痧为度。

肺俞：在背部，当第3胸椎棘突下，旁开1.5寸。

胃俞：在背部，当第12胸椎棘突下，旁开1.5寸。

✿ 穴位刮痧

取迎香、印堂、合谷、丰隆（图7-1-19~图7-1-21），每穴10分钟，每日1次，连续治疗10日。

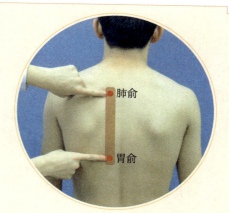

图 7-3-18　肺俞至胃俞

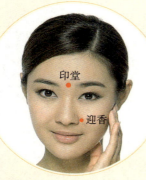

图 7-3-19　迎香、印堂

迎香：在鼻翼外缘中点旁，当鼻唇沟中。

印堂：在额部，当两眉头之中间。

合谷：在手背，第1、2掌骨之间，当第2掌骨桡侧的中点处。

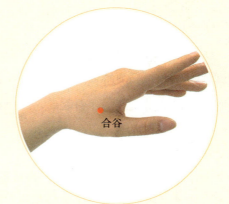

图 7-3-20　合谷

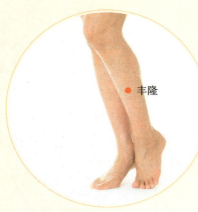

图 7-3-21　丰隆

丰隆：在小腿前外侧，当外踝尖上8寸，条口外，距胫骨前缘2横指（食、中指）。

注意事项

1. 饮食清淡、忌食生冷、辛辣食物。平时少食用冰凉食品或较寒性食物。

2. 鼻过敏者须避开过敏原，如花粉、家中尘螨、毛毯或动物皮屑等。

3. 在空调环境时间不宜过长，电扇不宜直吹。

4. 偏冷天气时，早晨起床后，可用手按摩迎香穴至发热，再喝杯温开水，外出注意防寒保暖。

5. 用温水清洗鼻腔。

6. 适当做户外运动，加强体育锻炼，如散步、保健操等。

耳 鸣

概述

耳鸣是指人们在没有任何外界刺激条件下所产生的异常声音感觉，常常是耳聋的先兆，因听觉功能紊乱而引起。由耳部病变引起的常与耳聋或眩晕同时存在，由其他因素引起的，则可不伴有耳聋或眩晕。

病因病机

中医认为，耳为肾之窍，为肾所主，又与其他脏腑经络有着广泛的联系，因此，五脏六腑、十二经脉之气血失调皆可导致耳鸣，其中，由外感邪气、脏腑内生痰火瘀滞引起的耳鸣多为实证，由脏腑虚损、久病耗损所致的耳鸣多为虚证，其病理机制各不相同：实证耳鸣，风邪外袭，肝胆火逆，痰火壅结，气血瘀阻；虚证耳鸣，肾阴精不足，肾元阳亏虚，脾气虚弱，心脾血虚。刮痧治疗，具有预防及辅助治疗作用。

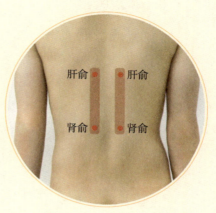

治疗

背部刮痧

刮拭肝俞至肾俞（图7-3-22），均匀涂饰刮痧油后，由上至下，刮拭10分钟刮至出痧为度。

　　肝俞：在背部，当第9胸椎棘突下，旁开1.5寸。
　　肾俞：在背部，当第2腰椎棘突下，旁开1.5寸。

图7-3-22　肝俞至肾俞

穴位刮痧

取耳门、听宫、听会、风池、太溪、三阴交（图7-3-23~图7-3-25）。每次选取3~4穴，交替使用。刮拭头面部穴位时力度要柔和。每穴10分钟，每日1次，连续治疗10日。

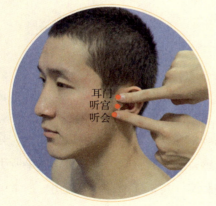

图7-3-23　耳门、听宫、听会

　　耳门：在耳区，耳屏上切迹与下颌骨髁状突之间的凹陷中。
　　听宫：在面部，耳屏正中与下颌骨髁状突之间的凹陷中。
　　听会：在面部，耳屏间切迹与下颌骨髁状突之间的凹陷中。

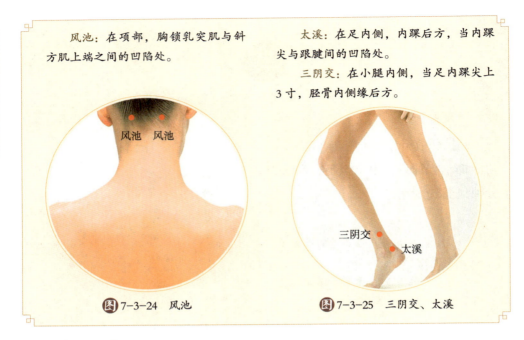

风池：在项部，胸锁乳突肌与斜方肌上端之间的凹陷处。

太溪：在足内侧，内踝后方，当内踝尖与跟腱间的凹陷处。

三阴交：在小腿内侧，当足内踝尖上3寸，胫骨内侧缘后方。

图 7-3-24　风池

图 7-3-25　三阴交、太溪

注意事项

1. 饮食清淡，忌食生冷、辛辣食物。常饮酒、喝咖啡可加重耳鸣，应避免。

2. 适当减慢工作节奏，放松情绪。

3. 避免与暴震声、噪声长时间接触。

4. 服用特殊药物可能会加重耳鸣，耳鸣患者由于其他疾病就诊时，请不要忘记告诉您的接诊医师，您已患有耳鸣。

中耳炎

概述

中耳炎就是中耳发炎，是一种常见病。中耳炎常发生于8岁以下儿童，其他年龄段的人群也有发生，它经常是普通感冒或咽喉感染等上呼吸道感染所引发的疼痛并发症，表现为耳朵疼痛或有充胀感，甚至耳内有液体流出。通常中耳炎又分为急性与慢性中耳炎，急性中耳炎如果及时就医的话，可以痊愈并不再复发；慢性中耳炎一般由急性中耳炎转变而来，一般无法根治。

病因病机

中医称此病为"耳脓""耳疳"，认为是因肝胆湿热（火）邪气盛行引起。正气不足，加之外邪侵袭，蕴于肝胆，循经上扰，导致耳道经脉不利，化腐流脓。临床辨证分型为急性化脓性中耳炎，慢性化脓性中耳炎和分泌性中耳炎。通过刮痧治疗，具有预防及辅助治疗作用。

治疗

面部刮痧

取耳门至听会（图7-3-26），均匀涂饰刮痧油后，由上至下，刮拭10分钟或刮至出痧为度，力度柔和。

耳门：在耳区，耳屏上切迹与下颌骨髁状突之间的凹陷中。

听会：在面部，耳屏间切迹与下颌骨髁状突之间的凹陷中。

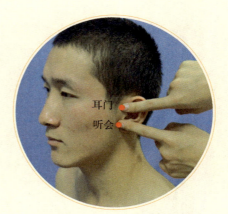

图7-3-26　耳门至听会

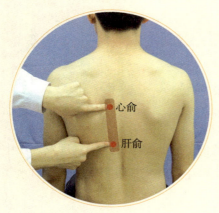

图7-3-27　心俞至肝俞

背部刮痧

刮拭心俞至肝俞（图7-3-27）。均匀涂饰刮痧油后，由上至下，刮拭10分钟或刮至出痧为度。

心俞：在背部，当第5胸椎棘突下，旁开1.5寸。

肝俞：在背部，当第9胸椎棘突下，旁开1.5寸。

❋ 穴位刮痧

双侧风池、率谷、三阴交（图
7-3-28~图7-3-30），每穴10分钟，每
日1次，连续治疗10日。

风池：在项部，当枕骨之下，与风府
相平，胸锁乳突肌与斜方肌上端之间的凹
陷处。

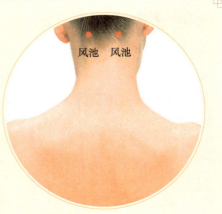

图7-3-28 风池

率谷：在头部，耳尖直上入发际
1.5寸。

三阴交：在小腿内侧，当足内踝
尖上3寸，胫骨内侧缘后方。

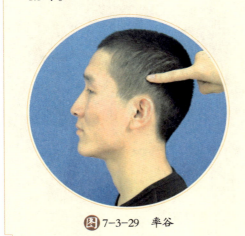

图7-3-29 率谷

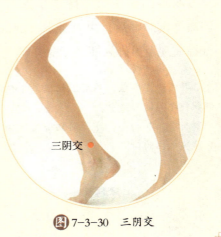

图7-3-30 三阴交

注意事项

1. 注意防止水液侵入耳中，患病时禁止游泳、潜水，洗澡、理发、雨中
行走时也要特别注意保护外耳道。在婴儿要注意防止其眼泪、鼻涕、口水等
流入耳朵里。

2. 禁止乱掐耳朵、乱挖耳孔。

3. 注意加强营养。

4. 切勿乱用外用药。

5. 工作、生活、学习环境不宜温度过高。

6. 禁烟酒；忌辛辣、香料等刺激性强的食物及海鲜发物；禁服补药。

第四节 皮肤科疾病

雀　斑

雀斑表现为出现于前额、鼻梁和脸颊等处一种浅褐色小斑点，针尖至米粒大小，偶尔也会出现于颈部、肩部、手背等，此斑并无任何主观感觉或其他影响，只是有碍美容。多见于女性，多因火郁孙络血分或肺经风热所致。中医通过理血散风的治法来调理体质。刮痧治疗，具有预防及治疗作用。

治疗

背部刮痧

从膀胱经双侧肺俞至肝俞，由上向下刮拭 10 分钟。均匀涂饰刮痧油后，由上至下，刮拭 10 分钟或刮至出痧为度。

肺俞：在背部，当第 3 胸椎棘突下，旁开 1.5 寸。

肝俞：在背部，当第 9 胸椎棘突下，旁开 1.5 寸。

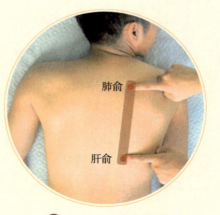

图7-4-1　肺俞至肝俞

穴位刮痧

取足三里、血海、风池（图7-4-2、图7-4-3），每穴10分钟，每日1次，连续治疗10日。

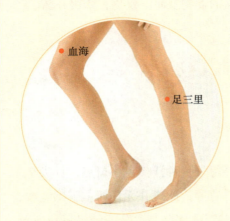

图7-4-2　足三里、血海

风池： 在项部，当枕骨之下，与风府相平，胸锁乳突肌与斜方肌上端之间的凹陷处。

足三里： 在小腿前外侧，当犊鼻下3寸，距胫骨前缘1横指（中指）处。即由外膝眼向下量4横指，在腓骨与胫骨之间，由胫骨旁量1横指处。

血海： 屈膝，在大腿内侧，髌底内侧端上2寸，当股四头肌内侧头的隆起处。

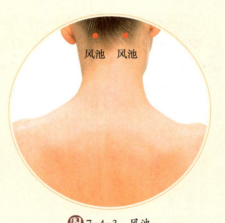

图7-4-3　风池

注意事项

1. 切忌劳累过度。

2. 保持心情愉快。

3. 适量运动，如慢跑。

4. 加强营养，如乳制品。

头皮屑过多

人正常情况下会有少量头皮屑，这是生理代谢的产物，无须治疗。但头皮屑过多，并且头皮发痒，洗过头发之后不出 1~2 天，头皮屑又"层出不穷"，令人很尴尬。这种情况多因真菌感染所致，中医辨证为上焦燥热。中医通过滋阴润燥，清火祛风的治法改善体质。通过刮痧治疗，具有预防及治疗作用。

治疗

背部刮痧

从肺俞至心俞（图 7-4-4），均匀涂饰刮痧油后，由上至下，刮拭 10 分钟或刮至出痧为度。

肺俞：在背部，当第 3 胸椎棘突下，旁开 1.5 寸。

心俞：在背部，当第 5 胸椎棘突下，旁开 1.5 寸。

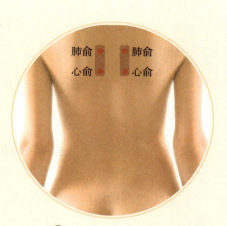

图 7-4-4　肺俞至心俞

穴位刮痧

取风池、头维、合谷（图 7-4-5~图 7-4-7），每穴 5 分钟，每日 1 次，连续治疗 10 日。

风池：在项部，当枕骨之下，与风府相平，胸锁乳突肌与斜方肌上端之间的凹陷处。

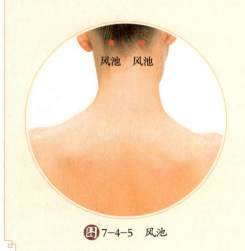

图 7-4-5　风池

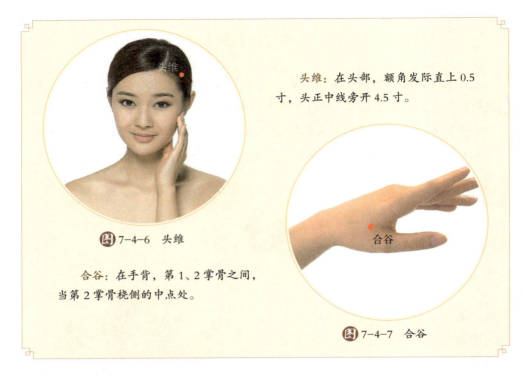

头维：在头部，额角发际直上0.5寸，头正中线旁开4.5寸。

图 7-4-6　头维

合谷：在手背，第1、2掌骨之间，当第2掌骨桡侧的中点处。

图 7-4-7　合谷

注意事项

1. 瘙痒时忌剧烈搔抓和用锐物刮洗。

2. 避免吃煎炸、油腻、辛辣、酒精及咖啡因等食物。

3. 不要经常使用同一种洗发露，勿将洗发水直接倒在头上，应先倒在手中搓洗。

皮肤瘙痒症

皮肤瘙痒症表现为皮肤瘙痒，并无原发性皮疹。多发于老年人，青壮年也不少见，气候干燥时越发严重。最初瘙痒仅限一处，进而逐渐扩展至身体大部或全身。瘙痒时发时止，夜间痒势剧烈，白日转好。因抓破不洁，可引起疮、疖者，亦屡见不鲜。此症多由于血虚风燥、肌肤失养所致，也有素体湿热内蕴、外感风邪，搏于肌肤而痒。中医通过滋阴养血、润燥祛风的治法改善体质。刮痧治疗，具有预防及治疗作用。

治疗

❀ 背部刮痧

从膀胱经双侧心俞至肝俞（图7-4-8），均匀涂饰刮痧油后，由上至下，刮拭10分钟或刮至出痧为度。

心俞：在背部，当第5胸椎棘突下，旁开1.5寸。

肝俞：在背部，当第9胸椎棘突下，旁开1.5寸。

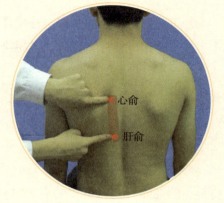

图7-4-8　心俞至肝俞

❀ 穴位刮痧

取风池、血海、三阴交（图7-4-9、图7-4-10），每穴10分钟，每日1次，连续治疗10日。

风池：在项部，当枕骨之下，与风府相平，胸锁乳突肌与斜方肌上端之间的凹陷处。

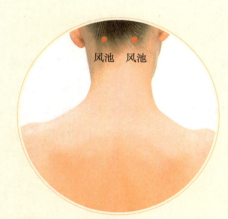

图7-4-9　风池

血海：屈膝，在大腿内侧，髌底内侧端上2寸，当股四头肌内侧头的隆起处。

三阴交：在小腿内侧，当足内踝尖上3寸，胫骨内侧缘后方。

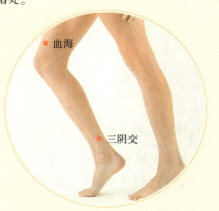

图7-4-10　血海、三阴交

注意事项

1. 忌食发物辛辣。

2. 不适宜用过热的水擦洗瘙痒部皮肤。

3. 不要用力搔抓，以防抓破感染。

痤 疮

概述

痤疮是美容皮肤科的最常见的病种之一，又叫青春痘、面疱或粉刺、毛囊炎，除儿童外，人群中约有 80%~90% 的人患本病或曾经患过本病（包括轻症在内）。

病因病机

本病属于中医学"肺风粉刺"的范畴。中医认为痤疮主要是由于先天素体肾之阴阳平衡失调，肾阴不足，相火天癸过旺，加之后天饮食生活失调，肺胃火热上蒸头面，血热瘀滞而成。中医辨证分型一般可分为阴虚内热、肺胃热盛、瘀热痰结、冲任不调四个证型。本病通过刮痧治疗，具有预防及治疗作用。

治疗

❀ 背部刮痧

刮拭督脉大椎至至阳（图 7-4-11），两侧膀胱经肺俞至胃俞（图 7-4-12），均匀涂饰刮痧油后，由上至下，刮拭 10 分钟或刮至出痧为度。

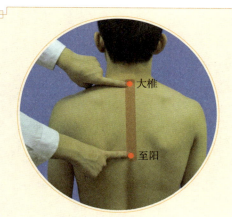

图 7-4-11　大椎至至阳

大椎：在脊柱区，第 7 颈椎棘突下凹陷中，后正中线上。

至阳：在脊柱区，第 7 胸椎棘突下凹陷中，后正中线上。

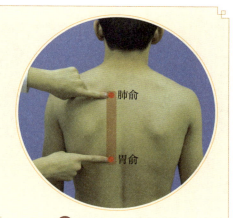

图 7-4-12　肺俞至胃俞

肺俞：在背部，当第 3 胸椎棘突下，旁开 1.5 寸。

胃俞：在背部，当第 12 胸椎棘突下，旁开 1.5 寸。

穴位刮痧

取合谷、曲池、丰隆（图 7-4-13~ 图 7-4-15），每穴 10 分钟，每日 1 次，连续治疗 10 日。

合谷：在手背，第 1、2 掌骨之间，当第 2 掌骨桡侧的中点处。

曲池：在肘横纹外侧端，屈肘，当尺泽与肱骨外上髁连线的中点。

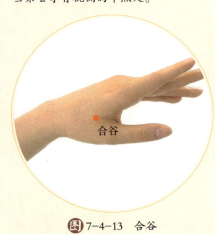

图 7-4-13　合谷

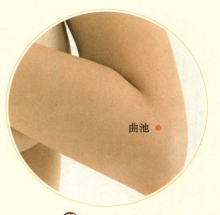

图 7-4-14　曲池

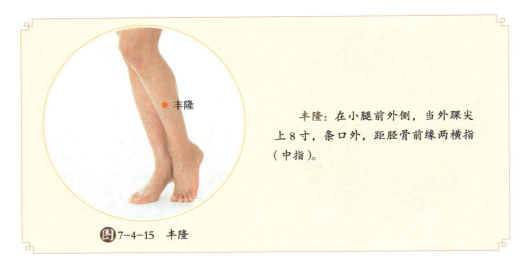

丰隆：在小腿前外侧，当外踝尖上8寸，条口外，距胫骨前缘两横指（中指）。

图7-4-15 丰隆

1.痤疮刮痧治疗后首先要注重防晒，大量紫外线照射会使患者恢复期的皮肤产生色素沉淀，因此不宜进行时间过长的户外活动。

2.在食品方面，可以补充一些具有帮助皮肤肤色均匀及加速皮肤愈合能力的食物，如百合、绿豆、银耳、莲子、薏仁等。忌食高脂、高糖、腥发、辛辣之类的食物。

3.保持大便通畅，保持良好的睡眠，生活有规律。

4.避免盲目针刺、搔抓，以防遗留不可修复性疤痕。

斑　秃

概述

斑秃俗称"鬼剃头"，是一种骤然发生的局限性斑片状的脱发性毛发病。其病变处头皮正常，无炎症及自觉症状。本病病程经过缓慢，可自行缓解和复发。若整个头皮毛发全部脱落，称全秃；若全身所有毛发均脱落者，称普秃。

病因病机

本病属中医"油风"范畴，该病与免疫力失调、压力突然加大有一定关系，本病与气血双虚、肝肾不足、血瘀毛窍有关。发为血之余，气虚则血难生，毛根不得濡养，故发落成片；肝藏血，肾藏精，精血不足则发无生长之源。中医辨证分型为血虚型，血瘀型，肝肾阴亏型，气血不足型，痰阻发窍型。刮痧治疗，具有预防及辅助治疗作用。

治疗

头部刮痧

刮痧斑秃局部刮拭 10 分钟或刮至局部发热为止。

背部刮痧

刮拭肺俞至肾俞（图 7-4-16），各 10 次或至出痧为度。均匀涂饰刮痧油后，由上至下，刮拭 10 分钟或刮至出痧为度。

肺俞： 在背部，当第 3 胸椎棘突下，旁开 1.5 寸。

肾俞： 在背部，当第 2 腰椎棘突下，旁开 1.5 寸。

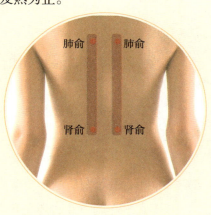

图 7-4-16　肺俞至肾俞

穴位刮痧

取太冲、血海、三阴交、足三里（图 7-4-17、图 7-4-18），每穴 10 分钟，每日 1 次，连续治疗 10 日。

太冲： 在足背侧，当第 1 跖骨间隙的后方凹陷处。

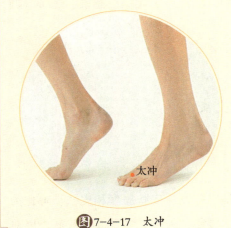

图 7-4-17　太冲

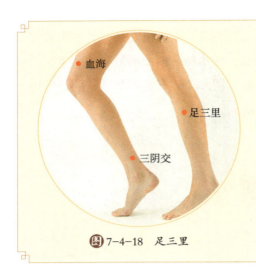

血海：屈膝，在大腿内侧，髌底内侧端上2寸，当股四头肌内侧头的隆起处。

三阴交：在小腿内侧，当足内踝尖上3寸，胫骨内侧缘后方。

足三里：在小腿前外侧，当犊鼻下3寸，距胫骨前缘1横指（中指）处。即由外膝眼向下量4横指，在腓骨与胫骨之间，由胫骨旁量1横指处。

图7-4-18　足三里

注意事项

1. 改善心情，消除精神负担，减缓紧张的工作节奏，培养有规律的生活习惯。

2. 重视头发的保健和护理，洗头不要太频繁，不要滥用护发用品，尽量不染发。

3. 多吃一些镇静安神的食物，如百合、莲子、酸枣仁等。精血不足的患者应多食用含有蛋白质的补精益血食物，如海参、核桃仁等。

4. 不宜多吃刺激性、高糖和高脂食物，如辣椒、大蒜、芥末、咖啡、咖喱、白酒、糕点、油炸食物等。

5. 对脂溢性脱发，注意帽子、头盔的通风。

神经性皮炎

概述

神经性皮炎又称慢性单纯性苔藓，是以阵发性皮肤瘙痒和皮肤苔藓化为特征的慢性皮肤病。好发于颈部、四肢、腰骶，为常见多发性皮肤病，以对

图解
刮痧疗法
TUJIE
GUASHA
LIAOFA

称性皮肤粗糙肥厚，剧烈瘙痒为主要表现。多见于青年和成年人。夏季多发或季节性不明显。刮痧治疗，具有预防及辅助治疗作用。

病因病机

本病属于中医"领疮""顽癣"等范畴，主要由情志不舒、痰瘀阻滞、外感风热邪气、阴血亏虚等因素诱发。其基本病机为血虚风燥。长期的情绪紧张或压抑，导致肝气郁结，气血运行不畅；或痰瘀阻于肌肤，化燥生风；或风热邪气侵犯皮毛，聚结不散；或营血虚弱，血虚生风都易引发本病。临床辨证主要分为血虚风燥型、肝郁化火型、风湿蕴阻型。本病通过刮痧治疗，具有预防及辅助治疗作用。

治疗

🔹 背部刮痧

刮拭两侧膀胱经肺俞至胃俞（图7-4-19），均匀涂饰刮痧油后，由上至下，刮拭10分钟或刮至出痧为度。

肺俞：在背部，当第3胸椎棘突下，旁开1.5寸。

胃俞：在背部，当第12胸椎棘突下，旁开1.5寸。

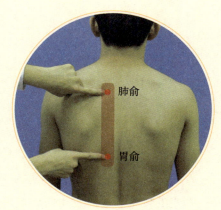

图7-4-19　肺俞至胃俞

✺ 穴位刮痧

取双侧血海、三阴交、风池（图7-4-20、图7-4-21），每穴10分钟，每日1次，连续治疗10日。

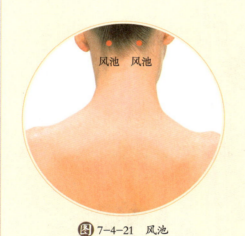

血海：屈膝，在大腿内侧，髌底内侧端上2寸，当股四头肌内侧头的隆起处。

三阴交：在小腿内侧，当足内踝尖上3寸，胫骨内侧缘后方。

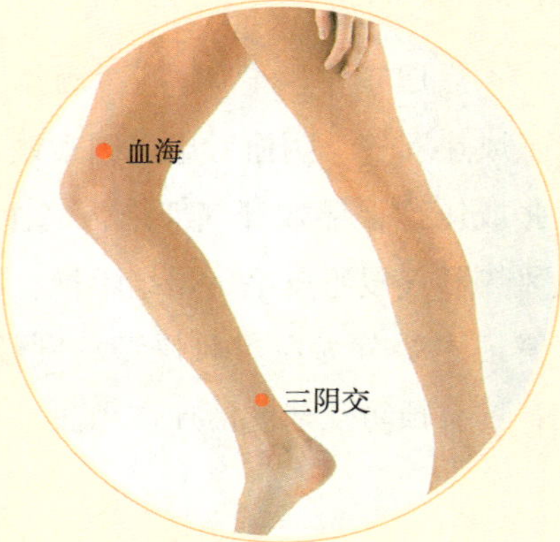

图 7-4-20 血海、三阴交

风池：在项部，当枕骨之下，与风府相平，胸锁乳突肌与斜方肌上端之间的凹陷处。

图 7-4-21 风池

注意事项

1. 饮食清淡，忌酒、忌海鲜、忌辛辣。

2. 溶血性链球菌感染是本病的一大诱发因素，尽可能避免感冒、扁桃腺炎、咽炎的发生。一旦发生应积极对症治疗，以免加重牛皮癣。

3. 适当做户外运动，如散步、保健操等，加强体育锻炼。

4. 消除精神紧张因素，避免过于疲劳，注意休息。

第五节　妇儿科疾病

月经不调

概述

月经不调为妇科常见病，表现为月经周期或出血量的异常，或是月经前、经期时的腹痛及全身症状。

病因病机

中医认为经水出诸肾，指出月经病和肾功能有关，和脾、肝、气血、冲脉、任脉、子宫也相关。本病主要分为两种证型：一是虚证，即"不荣则痛"，是由于气血虚弱或肝肾亏损造成的。二是实证，即"不通则痛"，是由于气血运行不畅造成的。本病通过刮痧治疗，具有预防及辅助治疗作用。

治疗

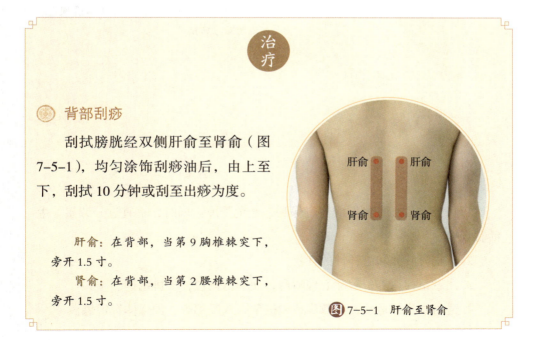

◎ 背部刮痧

刮拭膀胱经双侧肝俞至肾俞（图7-5-1），均匀涂饰刮痧油后，由上至下，刮拭 10 分钟或刮至出痧为度。

肝俞：在背部，当第 9 胸椎棘突下，旁开 1.5 寸。

肾俞：在背部，当第 2 腰椎棘突下，旁开 1.5 寸。

图 7-5-1　肝俞至肾俞

❀ 穴位刮痧

取血海、三阴交、太冲，太溪（图7-5-2、图7-5-3），每穴10分钟，每日1次，经前10天连续治疗10日。

血海：屈膝，在大腿内侧，髌底内侧端上2寸，当股四头肌内侧头的隆起处。

三阴交：在小腿内侧，当足内踝尖上3寸，胫骨内侧缘后方。

太溪：在足内侧，内踝后方，当内踝尖与跟腱间的凹陷处。

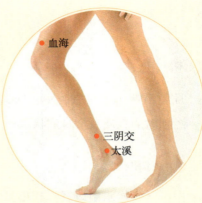

图7-5-2　血海、三阴交、太溪

太冲：在足背侧，当第1跖骨间隙的后方凹陷处。

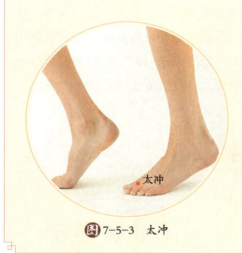

图7-5-3　太冲

注意事项

1. 月经前后和行经期应注意保暖，避免受凉。同时，不宜过分劳累。生活有规律。

2. 多吃含有铁和滋补性的食物。

3. 注意精神调养，解除心理障碍，使心情愉悦，气机畅达。

4. 适当做户外运动，如散步、太极拳、八段锦等，加强体育锻炼。

痛　经

 概述

　　痛经是指妇女在经期及其前后，出现小腹或腰部疼痛，甚至痛及腰骶。每随月经周期而发，严重者可伴恶心呕吐、冷汗淋漓、手足厥冷，甚至昏厥，给工作及生活带来影响。

(病)(因)(病)(机)

　　中医认为，痛经主要病机在于邪气内伏，经血亏虚，导致胞宫的气血运行不畅。外感风寒，或恣食生冷，寒客胞宫；或湿热内郁，与血相结为瘀，阻滞胞脉；或情志不畅，肝郁气滞，血行不畅；或肝肾亏虚、气血虚弱，运行无力均为本病的常见病因。本病主要分为两种证型："不通则痛"——胞宫的气血运行不畅；"不荣则痛"——胞宫失于濡养，因此导致痛经。刮痧治疗，具有预防及辅助治疗作用。

治疗

◎ 背部刮痧

　　刮拭膀胱经双侧肾俞至次髎（图7-5-4），均匀涂饰刮痧油后，由上至下，刮拭10分钟或刮至出痧为度。

　　肾俞：在背部，当第2腰椎棘突下，旁开1.5寸。

　　次髎：在骶区，正对第2骶后孔中。

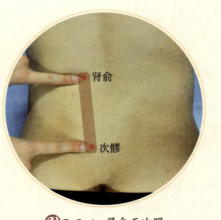

图 7-5-4　肾俞至次髎

图解刮痧疗法

TUJIE GUASHA LIAOFA

穴位刮痧

取血海、三阴交、太溪（图7-5-5），每穴10分钟，每日1次，连续治疗10日。

血海：屈膝，在大腿内侧，髌底内侧端上2寸，当股四头肌内侧头的隆起处。

三阴交：在小腿内侧，当足内踝尖上3寸，胫骨内侧缘后方。

太溪：在足内侧，内踝后方，当内踝尖与跟腱间的凹陷处。

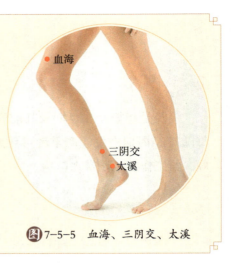

· 血海
· 三阴交
· 太溪

图 7-5-5　血海、三阴交、太溪

注意事项

1. 月经前后和行经期应注意保暖，避免受凉。同时，不宜过分劳累，生活要有规律。

2. 饮食清淡，忌食生冷、辛辣食物。饮食要有规律。

3. 注意精神调养，解除心理障碍，使心情愉悦，气机畅达。

4. 适当做户外运动如散步、保健操等，加强体育锻炼。

更年期综合证

概述

更年期综合征，是指妇女绝经期发生的，由于卵巢分泌功能缓慢减弱，植物性神经功能障碍，导致的新陈代谢及营养障碍等症状的疾病。如月经紊乱、头晕、心烦急躁、口干、潮热、舌尖红、脉细数等。

病因病机

中医认为本病主要病机为阴阳失调。肝肾阴虚，精血不足，虚火内生；肾水不足，不能上济心火，心肾不交；情志不畅，气滞血瘀，肝郁气结；肾阳不足，不能温煦脾阳，出现脾肾阳虚，均为本病的基本病因。临床以阴虚证型为主。刮痧治疗，具有预防及辅助治疗作用。

治疗

背部刮痧

刮拭膀胱经双侧心俞至肾俞（图7-5-6），均匀涂饰刮痧油后，由上至下，刮拭10分钟或刮至出痧为度。

心俞：在背部，当第5胸椎棘突下，旁开1.5寸。

肾俞：在背部，当第2腰椎棘突下，旁开1.5寸。

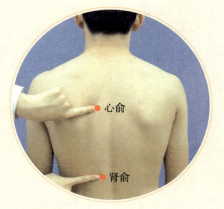

图7-5-6 心俞至肾俞

穴位刮痧

取三阴交、太溪、内关、神门（图7-5-7、图7-5-8），每穴10分钟，每日1次，连续治疗10日。

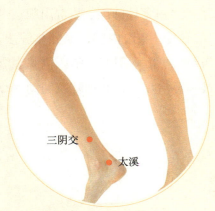

图7-5-7 三阴交、太溪

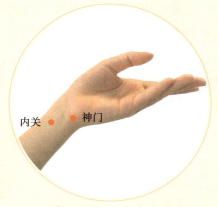

图7-5-8 内关、神门

三阴交：在小腿内侧，当足内踝尖上3寸，胫骨内侧缘后方。

太溪：在足内侧，内踝后方，当内踝尖与跟腱间的凹陷处。

内关：当前臂掌侧，腕横纹上2寸，掌长肌腱与桡侧腕屈肌腱之间。

神门：在腕部，腕掌侧横纹尺侧端，尺侧腕屈肌腱的桡侧凹陷处。

注意事项

1.饮食保健，合理膳食。

2.注意精神调养，解除心理障碍，使心情愉悦，气机畅达。

3.适当做户外运动，如散步、气功等，加强体育锻炼。

4.定期体检，检测身体状况。

白带异常

概述

白带是妇女从阴道里流出来的一种白色液体，白带分为生理性白带和病理性白带。病理性白带多是由炎症引起的，临床上常见的病理性白带有：无色透明黏性白带；白色或灰黄色泡沫状白带；凝乳状白带；水样白带等。

病因病机

本病属中医的"带下病"。中医认为本病多由素体脾虚、痰湿阻脾、带脉失约而致湿浊下注；或肾阳亏虚，下元不温，寒湿内盛；或肝热脾湿，湿浊下注；或肾阴亏虚，相火内动，灼伤阴络等因素引起。临床以脾虚湿盛、湿热下注为主要辨证类型。本病通过刮痧治疗，具有预防及辅助治疗作用。

治疗

背部刮痧

刮拭膀胱经双侧肾俞至次髎（图7-5-9），均匀涂饰刮痧油后，由上至下，刮拭10分钟或刮至出痧为度。

肾俞：在背部，当第 2 腰椎棘突下，旁开 1.5 寸。

次髎：在骶区，正对第 2 骶后孔中。

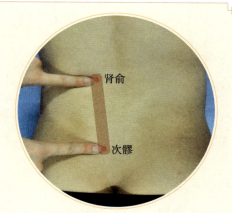

图 7-5-9　肾俞至次髎

◉ 穴位刮痧

取双侧阴陵泉、三阴交、太冲（图 7-5-10），每穴 10 分钟，每日 1 次，连续治疗 10 日。

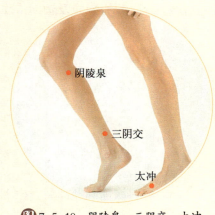

图 7-5-10　阴陵泉、三阴交、太冲

阴陵泉：在小腿内侧，胫骨内侧髁后下方凹陷处。

三阴交：在小腿内侧，当足内踝尖上 3 寸，胫骨内侧缘后方。

太冲：在足背侧，当第 1、2 跖骨间隙的后方凹陷处。

注意事项

1. 饮食清淡，忌食生冷、辛辣食物。饮食要有规律。

2. 戒酒，戒烟。

3. 平常少穿牛仔裤或紧身裤。

4. 注意个人卫生，性生活前后都要清洗外阴部，不去卫生条件差的公共浴室和游泳池。

5. 注意精神调养，解除心理障碍，使心情愉悦，气机畅达。

慢性盆腔炎

概述

慢性盆腔炎是指女性内生殖器及其周围结缔组织、盆腔腹膜的慢性炎症。其主要临床表现为月经紊乱、白带增多、腰腹疼痛及不孕等。

病因病机

本病属于中医"热病""带下"等病症范畴。因禀赋不足，摄生不慎，阴户不洁，湿热下注或劳倦过度所致。中医辨证分型为气滞血瘀型，湿热淤阻型，寒湿凝滞型，气虚血瘀型。本病通过刮痧治疗，具有预防及辅助治疗作用。

治疗

⊛ 背部刮痧

刮拭膀胱经之双侧肾俞至次髎（图7-5-11），均匀涂饰刮痧油后，由上至下，刮拭10分钟或刮至出痧为度。

肾俞：在背部，当第2腰椎棘突下，旁开1.5寸。

次髎：在骶区，正对第2骶后孔中。

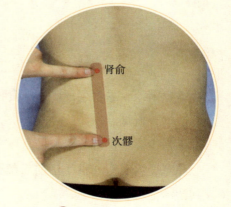

图7-5-11 肾俞至次髎

☸ 穴位刮痧

取阴陵泉、三阴交、太冲（图 7-5-12），每穴 10 分钟，每日 1 次，连续治疗 10 日。

阴陵泉：在小腿内侧，胫骨内侧髁后下方凹陷处。

三阴交：在小腿内侧，当足内踝尖上 3 寸，胫骨内侧缘后方。

太冲：在足背侧，当第 1、2 跖骨间隙的后方凹陷处。

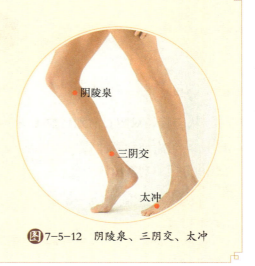

图 7-5-12　阴陵泉、三阴交、太冲

注意事项

1. 饮食清淡，忌食生冷、辛辣食物。饮食要有规律。

2. 戒酒，戒烟。

3. 平常少穿牛仔裤或紧身裤。

4. 注意个人卫生，性生活前后都要清洗外阴部，不去卫生条件差的公共浴室和游泳池。

5. 注意精神调养，解除心理障碍，使心情愉悦，气机畅达。

小儿流涎

小儿超过 6 个月时还流口水，涎液从口中不自主地流出，应考虑是病理现象，常见于口腔疾病的口疮、寄生虫感染及营养不良等。多是因为脾胃虚弱不能摄纳唾液所致，也有脾胃湿热、上蒸于口所致。此外应排除小儿长牙刺激唾液腺的正常生理情况。中医通过清心健脾，补虚摄涎的治法改善体质。通过刮痧治疗，具有预防及治疗作用。

背部刮痧

从膀胱经双侧心俞到胃俞（图7-5-13），均匀涂饰刮痧油后，由上至下，刮拭10分钟或刮至出痧为度。

心俞：在背部，当第5胸椎棘突下，旁开1.5寸。

胃俞：在背部，当第12胸椎棘突下，旁开1.5寸。

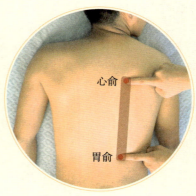

图 7-5-13　心俞至胃俞

穴位刮痧

取合谷、四缝、足三里（图7-5-14~7-5-16），每穴5分钟，每日1次，连续治疗10日。

四缝：在手指，第2~5指掌面的近侧指间关节横纹的中央，一手4穴。

合谷：在手背，第1、2掌骨之间，当第2掌骨桡侧的中点处。

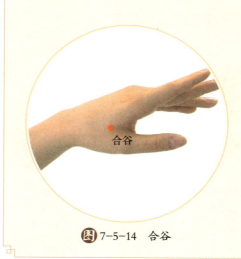

图 7-5-14　合谷

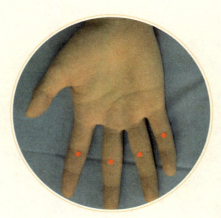

图 7-5-15　四缝

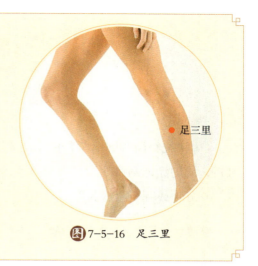

足三里：在小腿前外侧，当犊鼻下3寸，距胫骨前缘1横指（中指）处。即由外膝眼向下量4横指，在腓骨与胫骨之间，由胫骨旁量1横指处。

图 7-5-16　足三里

注意事项

1. 冬春注重小儿的保暖。

2. 控制小儿食量，不要过多。

3. 养成小儿饭前便后洗手的好习惯。

4. 注意饮食卫生，防止病从口入。

小儿厌食症

小儿厌食症表现为小儿较长时间的见食不食，即使色香味均好的美食，也是食欲不振，甚至拒绝吃饭。长此以往，则精神疲惫、体重减轻、形体消瘦、腹胀不舒、抗病力差。本病多由于喂养不当造成，比如零食给予过多、过食肥甘厚味、生冷食品或没有养成规律的饮食习惯；抑或孩子情绪不佳，比如对家长关于自己的饮食要求有抵触情绪，或生活环境突变、受惊吓致使孩子安全感降低等因素；也有感染肠道寄生虫的因素。中医治本，要发现原因所在，及时消除不良因素，同时对小儿已经发生功能紊乱的消化系统，平调阴阳。刮痧治疗，具有预防及治疗作用。

治疗

🌀 背部刮痧

从膀胱经两侧脾俞至肾俞（图 7-5-17），均匀涂饰刮痧油后，由上至下，刮拭 10 分钟或刮至出痧为度。

脾俞：在背部，当第 11 胸椎棘突下，旁开 1.5 寸。

肾俞：在背部，当第 2 腰椎棘突下，旁开 1.5 寸。

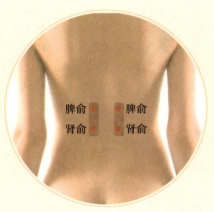

图 7-5-17　脾俞至肾俞

🌀 穴位刮痧

取足三里、中脘、公孙（图 7-5-18~ 图 7-5-20），每穴 10 分钟，每日 1 次，连续治疗 10 日。

足三里：在小腿前外侧，当犊鼻下 3 寸，距胫骨前缘 1 横指（中指）处。即由外膝眼向下量 4 横指，在腓骨与胫骨之间，由胫骨旁量 1 横指处。

中脘：在上腹部，脐中上 4 寸，前正中线上。

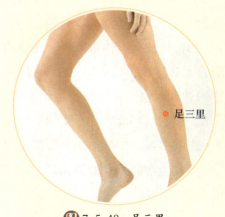

图 7-5-18　足三里

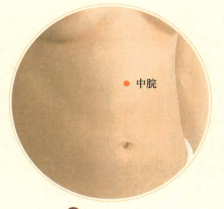

图 7-5-19　中脘

公孙：在足内侧缘，当第1跖骨基底部的前下方。

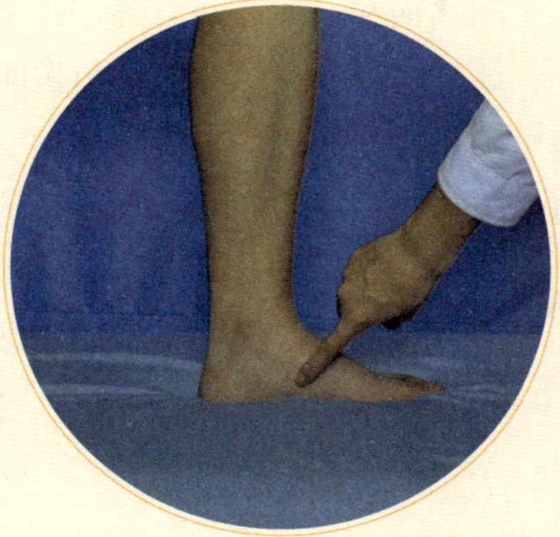

图 7-5-20　公孙

注意事项

1. 控制小儿零食的摄入。

2. 让小儿多接触大自然和小朋友。

3. 喂养小儿时注意给予的肉类不要太油腻，同时忌食油炸食品。

4. 家长应对小儿耐心教育，尤其当孩童进食时不要呵斥、恐吓。

小儿夜啼

概述

夜啼是婴儿时期常见的一种睡眠障碍。不少孩子白天好好的，可是一到晚上就烦躁不安，哭闹不止，人们习惯上将这些孩子称为"夜啼郎"。

清代郭志邃《痧胀玉衡》记载夜啼小儿的膝弯、肘弯时常可见青筋隐现，将其称为"夜啼痧"。痧出后，夜啼随之消失，屡试不爽。刮痧治疗，具有预防及治疗作用。

病因病机

本病主要由脾胃虚寒中阳不振，以致寒邪内侵，凝滞气机，不通则痛，因痛而啼；或心经有热，扰乱心神，阳气亢盛，阳不入阴；或突受惊吓，魂魄不安，扰动神明，惊惕叫扰等原因引起。中医辨证分型为脾寒气滞型，心经积热型，惊恐伤神型。通过刮痧治疗，对此病具有预防和治疗作用。

治疗

背部刮痧

刮拭膀胱经双侧心俞至肾俞（图7-5-21），均匀涂饰刮痧油后，由上至下，刮拭10分钟或刮至出痧为度。

心俞：在背部，当第5胸椎棘突下，旁开1.5寸。

肾俞：在背部，当第2腰椎棘突下，旁开1.5寸。

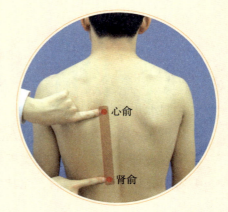

图7-5-21　心俞至肾俞

穴位刮痧

取内关、神门、印堂、百会（图7-5-22~图7-5-24），每穴10分钟，每日1次，连续治疗10日。

内关：当前臂掌侧，腕横纹上2寸，掌长肌腱与桡侧腕屈肌腱之间。

神门：在腕部，腕掌侧横纹尺侧端，尺侧腕屈肌腱的桡侧凹陷处。

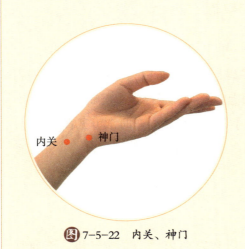

图7-5-22　内关、神门

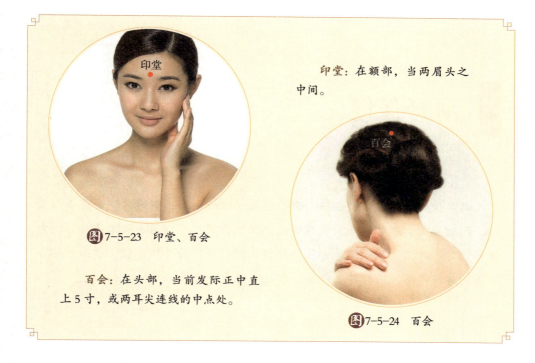

印堂：在额部，当两眉头之中间。

图7-5-23　印堂、百会

百会：在头部，当前发际正中直上5寸，或两耳尖连线的中点处。

图7-5-24　百会

注意事项

1. 小儿夜啼切忌滥用镇静药。

2. 婴儿无故啼哭不止，要注意寻找原因，如饥饿、过饱、闷热、寒冷、虫咬、尿布浸渍、衣被刺激等，除去引起啼哭的原因。

3. 喂养小儿要有规律，定时定量。

第八章

刮痧保健

刮痧保健是对腧穴、经络、刮痧技能的综合运用，刮痧疗法具有养心安神、润肺益气、疏肝理气、健脾除湿等保健作用，可以用于头晕头痛、视力疲劳、目赤肿痛、黑眼圈等部位的保健。但刮痧疗法并非万能，也必须结合中医的辨证论治，同时持之以恒，方能取得良好效果。

第一节　调理脏腑

养心安神

心悸易惊，健忘失眠，精神恍惚，多梦遗精，口舌生疮，大便燥结，多因心血亏虚。为了预防和治疗这种心神不安的症状，可以按以下方法进行刮痧保健：

治疗

◉ 背部刮痧

从膀胱经双侧心俞至脾俞（图 8-1-1），由上向下刮拭 10 分钟。

心俞：在背部，当第5胸椎棘突下，旁开1.5寸。

脾俞：在背部，当第11胸椎棘突下，旁开1.5寸。

◉ 穴位刮痧

取神门、内关、三阴交（图8-1-2、图8-1-3），每穴3~5分钟，每日1次，连续治疗10日。

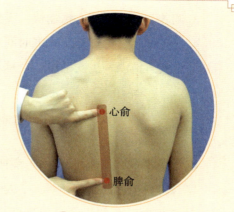

图 8-1-1　心俞至脾俞

神门：在腕部，腕掌侧横纹尺侧端，尺侧腕屈肌腱的桡侧凹陷处。

内关：在前臂掌侧，当曲泽与大陵连线上，腕横纹上2寸，掌长肌腱与桡侧腕屈肌腱之间。

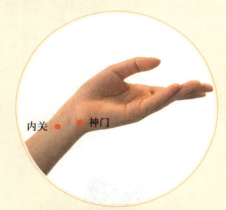

图 8-1-2　神门、内关

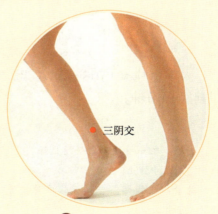

图 8-1-3　三阴交

三阴交：在小腿内侧，当足内踝尖上3寸，胫骨内侧缘后方。

注意事项

1. 戒烟限酒。

2. 适量运动，如散步、养生保健操等。

3. 调养身心，保持心情愉快，不焦躁。

4. 合理休息，保证充足睡眠时间和良好睡眠质量。

5. 饮食宜清淡，少吃油腻、辛辣食物，忌食生冷。

润肺益气

咽痒，干咳，口鼻干燥，无痰或痰少而黏、不易咯出，或痰中带有血丝，伴有轻微怕冷、头痛、鼻塞、身热的症状，多因秋冬感受燥邪，肺失清润；对于咳嗽已久的患者，出现汗出神疲、体倦乏力、气短懒言与干咳少痰、口干舌燥多因病情迁延不愈，久病耗气伤津。为了防治这些肺失清润的症状，可以按以下方法进行刮痧保健。

治疗

⊛ **背部刮痧**

大椎至肺俞（图 8-1-4），由上向下刮拭 10 分钟。

大椎：在脊柱区，第 7 颈椎棘突下凹陷中，后正中线上。

肺俞：在背部，当第 3 胸椎棘突下，旁开 1.5 寸。

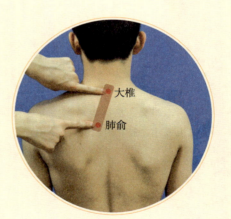

图 8-1-4 大椎至肺俞

⊛ **穴位刮痧**

取尺泽、膻中、足三里（图 8-1-5~ 图 8-1-7），每穴 10 分钟，或以机体能耐受为度，每日 1 次，连续治疗 10 日。

尺泽：在肘区，肘横纹上，肱二头肌腱桡侧缘凹陷中。

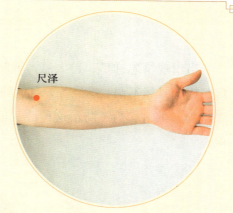

图 8-1-5　尺泽

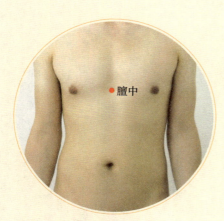

图 8-1-6　膻中

膻中：在胸部，横平第 4 肋间隙，前正中线上。

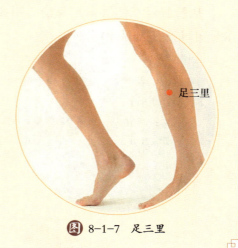

图 8-1-7　足三里

足三里：在小腿前外侧，当犊鼻下 3 寸，距胫骨前缘 1 横指(中指)处。即由外膝眼向下量 4 横指，在腓骨与胫骨之间，由胫骨旁量 1 横指处。

注意事项

1. 多饮温开水。

2. 勿吐舌下津液。

3. 久病不愈的患者应配合医药综合治疗。

4. 不宜食用生冷、甜腻、辛辣食物及海鲜。

疏肝理气

当出现情志抑郁，善太息，胸胁少腹胀满、疼痛走窜不定，女性的乳房胀痛、月经不调、痛经等，且这些疼痛的轻重往往与情绪变化关系密切，多因肝气郁滞。为了防治这种肝气郁滞的症状，可以按以下方法进行刮痧保健。

治疗

◉ 背部刮痧

从膀胱经双侧肝俞至胃俞（图8-1-8），由上向下刮拭10分钟。

肝俞：在背部，当第9胸椎棘突下，旁开1.5寸。

胃俞：在背部，当第12胸椎棘突下，旁开1.5寸。

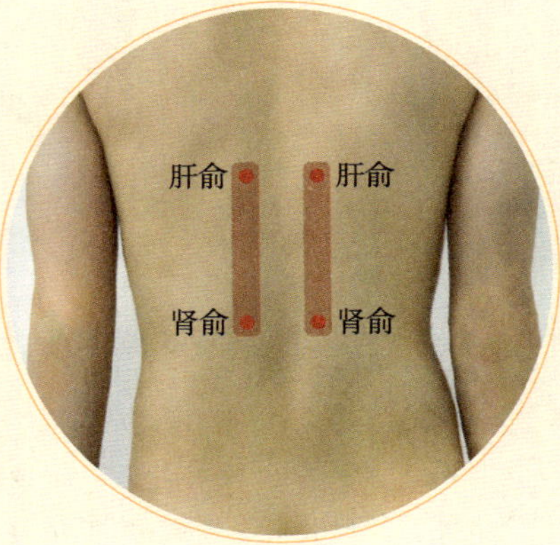

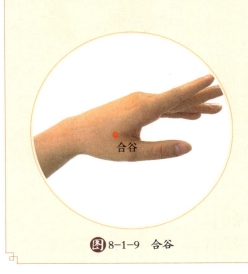

图 8-1-8　肝俞至肾俞

◉ 穴位刮痧

取合谷、太冲、期门（图8-1-9～图8-1-11）。每穴5分钟，或以机体能耐受为度，每日1次，连续治疗10日。

合谷：在手背，第1、2掌骨之间，当第2掌骨桡侧的中点处。

图 8-1-9　合谷

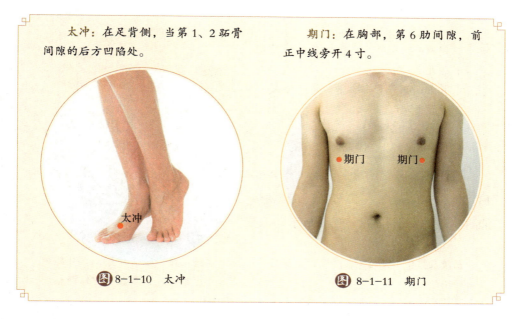

太冲：在足背侧，当第1、2跖骨间隙的后方凹陷处。

期门：在胸部，第6肋间隙，前正中线旁开4寸。

图 8-1-10 太冲

图 8-1-11 期门

注意事项

1. 早睡早起。

2. 多多散步。

3. 尽量不郁怒、不生气。

健脾除湿

神疲乏力，气短懒言，头目昏沉，食欲不振，大便稀薄不成形，女子带下量多、月经经期错后、经水量少，多由于脾虚湿困，为了防治这种脾虚湿困的症状，可以按以下方法进行刮痧保健。

治疗

◉ 背部刮痧

从膀胱经双侧脾俞至肾俞（图 8-1-12），由上向下刮拭 10 分钟。

图解刮痧疗法

TUJIE
GUASHA
LIAOFA

脾俞：在背部，当第 11 胸椎棘突下，旁开 1.5 寸。

肾俞：在背部，当第 2 腰椎棘突下，旁开 1.5 寸。

穴位刮痧

取阴陵泉、三阴交、丰隆（图 8-1-13、图 8-1-14），每穴 10 分钟，或以机体能耐受为度，每日 1 次，连续治疗 10 日。

阴陵泉：在小腿内侧，胫骨内侧髁后下方凹陷处。

三阴交：在小腿内侧，当足内踝尖上 3 寸，胫骨内侧缘后方。

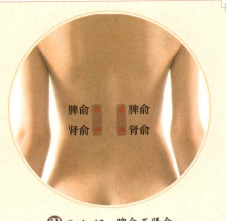

图 8-1-12　脾俞至肾俞

丰隆：在小腿前外侧，当外踝尖上 8 寸，条口外，距胫骨前缘两横指（中指）。

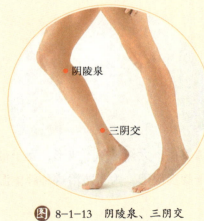

图 8-1-13　阴陵泉、三阴交

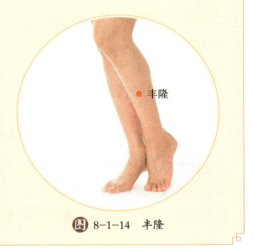

图 8-1-14　丰隆

注意事项

1. 最好不要食用冰糕、汽水及甜腻之品。

2. 可适当运动，如八段锦等养生功法，强健身体。

3. 饮食在时间上有规律，不过饥过饱、过寒过热。

4. 脑力劳动者，应注意劳逸结合，不宜思考过度。

强肾培元

男子性功能减退、阳痿、早泄、滑精精冷，女子带下清稀、宫寒不孕，小儿遗尿，头目眩晕，畏寒肢冷下肢尤甚，多因肾阳虚所致；小便频数而清，或尿后余沥不尽，夜尿频多，腰膝酸软，耳鸣失聪多因肾气不固所致。为了防治这些肾的阳气虚衰的症状，可以按以下方法进行刮痧保健。

治疗

背部刮痧

从肝俞至肾俞（图 8-1-15），由上向下刮拭 10 分钟。

肝俞：在背部，当第 9 胸椎棘突下，旁开 1.5 寸。

肾俞：在背部，当第 2 腰椎棘突下，旁开 1.5 寸。

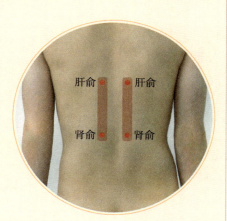

图 8-1-15　肝俞至肾俞

穴位刮痧

取涌泉、太溪、三阴交（图 8-1-16、图 8-1-17），每穴 10 分钟，或以机体能耐受为度，每日 1 次，连续治疗 10 日。

涌泉：在足底，屈足卷趾时足心最凹陷中。

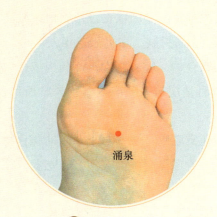

图 8-1-16　涌泉

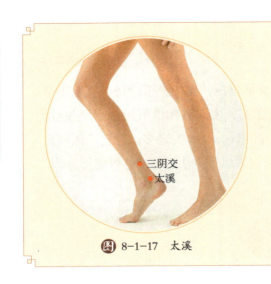

太溪：在足内侧，内踝后方，当内踝尖与跟腱间的凹陷处。

三阴交：在小腿内侧，当足内踝尖上3寸，胫骨内侧缘后方。

图 8-1-17　太溪

注意事项

1. 节房事。

2. 要暖足冷头，避风寒。

3. 勿食生冷，保护脾胃。

健胃消食

饭后胃部胀满、嗳气、反酸等情况，此种状况多因饮食过寒、情绪激动或久病常年吃药伤胃有关，造成胃气虚弱、食滞胃脘，多见于老年人。

厌食、嗳气有腐食的味道甚至呕吐酸腐食物，脘腹胀满，疼痛拒按，大便或秘结或泻下臭秽，矢气臭如败卵，此种情况较急重常因暴饮暴食所致，多见于青壮年。

儿童也容易出现类似上述症状，由于儿童脏腑娇嫩，对于荤腥油腻食物难以受纳消化；儿童对饥饱的感觉不敏感，若遇见可口饭菜便容易吃多，往往面部红赤，手心发热。

为了防治这些食滞胃脘的症状，可以按以下方法进行刮痧保健。

背部刮痧

从膀胱经两侧脾俞至胃俞（图 8-1-18），由上向下刮拭 10 分钟。

脾俞：在背部，当第 11 胸椎棘突下，旁开 1.5 寸。

胃俞：在背部，当第 12 胸椎棘突下，旁开 1.5 寸。

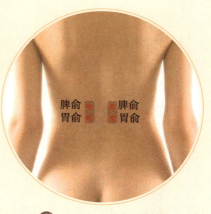

图 8-1-18　脾俞至胃俞

穴位刮痧

取足三里、天枢、梁门（图 8-1-19、图 8-1-20），每穴 10 分钟，以机体能耐受为度，每日 1 次，连续治疗 10 日。

足三里：在小腿前外侧，当犊鼻下 3 寸，距胫骨前缘 1 横指（中指）处。即由外膝眼向下量 4 横指，在腓骨与胫骨之间，由胫骨旁量 1 横指处。

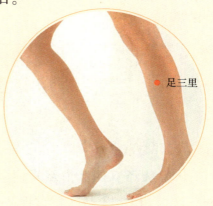

图 8-1-19　足三里

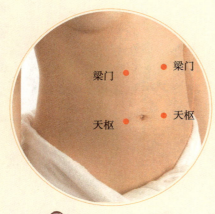

图 8-1-20　天枢、梁门

天枢：在腹中部，脐中旁开 2 寸处，与肚脐位于同一水平线上。

梁门：在上腹部，脐中上 4 寸，前正中线旁开 2 寸。

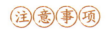
注意事项

1. 勿暴饮暴食。

2. 勿食用过多寒凉汤药，伤及肠胃。

3. 平素注意饮食规律，荤素搭配，冷热适宜。

清利胆道

口苦、咽干、头目眩晕、干呕的症状，多因外感邪气，入于少阳胆经所致；气逆上冲、喉间呃呃连声的症状，可因恼怒抑郁，造成胆气不利，木克脾土所致；心烦失眠、平日里性情急躁伴有胆怯、心悸、眩晕、有痰不易咳出、口苦而干、便秘的症状，多因胆郁痰扰所致；身目发黄、伴食欲减退、胃脘胀满不舒、厌食油腻的症状，多由湿邪蒸熏肝胆，胆道被湿邪遏制，造成胆道不利。为了防治这些胆道不利的症状，可以按以下方法进行刮痧保健。

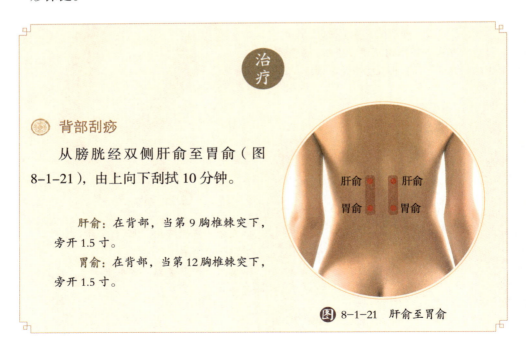

治疗

🔅 **背部刮痧**

从膀胱经双侧肝俞至胃俞（图8-1-21），由上向下刮拭10分钟。

肝俞：在背部，当第9胸椎棘突下，旁开1.5寸。

胃俞：在背部，当第12胸椎棘突下，旁开1.5寸。

肝俞　肝俞
胃俞　胃俞

图 8-1-21　肝俞至胃俞

穴位刮痧

选取日月、足三里、阳陵泉（图
8-1-22～图 8-1-24），每穴 10 分钟，
以机体能耐受为度，每日 1 次，连续
治疗 10 日。

　　日月：在胸部，第 7 肋间隙，前
正中线旁开 4 寸。

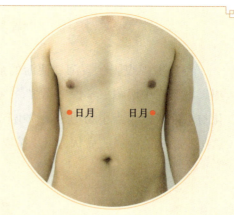

图 8-1-22　日月

　　足三里：在小腿前外侧，当犊鼻下 3
寸，距胫骨前缘 1 横指（中指）处。即由
外膝眼向下量 4 横指，在腓骨与胫骨之间，
由胫骨旁量 1 横指处。

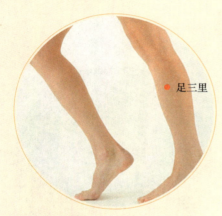

图 8-1-23　足三里

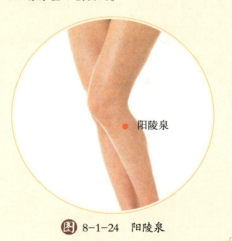

图 8-1-24　阳陵泉

　　阳陵泉：在小腿外侧，当腓骨头
前下方凹陷处。

注意事项

　　1. 保持心情愉快。

　　2. 勿暴饮暴食或饥饱不匀。

　　3. 饮食要清淡，尽量少吃或不吃辛辣、刺激性食物。

调养小肠

经常出现腹胀、腹泻、便溏的症状，大多由于饮食失调导致了脾气亏损，小肠在中医藏象学说中属脾，"小肠主液、受盛化物"，它参与人体的消化与水液代谢，当小肠功能受损出现上述症状时，就要调养小肠。为了防治这些小肠功能受损的症状，可以按以下方法进行刮痧保健。

治疗

背部刮痧

从膀胱经双侧脾俞至小肠俞（图8-1-25），由上向下刮拭 10 分钟。

脾俞：在背部，当第 11 胸椎棘突下，旁开 1.5 寸。

小肠俞：在骶区，横平第 1 骶后孔，骶正中嵴旁开 1.5 寸。

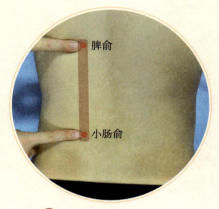

图 8-1-25　脾俞至小肠俞

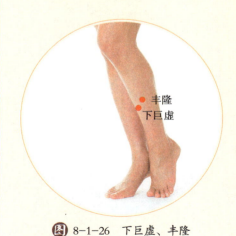

图 8-1-26　下巨虚、丰隆

穴位刮痧

选取下巨虚、丰隆（图 8-1-26），每穴 10 分钟，以机体能耐受为度，每日 1 次，连续治疗 10 日。

下巨虚：在小腿外侧，犊鼻下 9 寸，犊鼻与解溪连线上。

丰隆：在小腿前外侧，当外踝尖上 8 寸，条口外，距胫骨前缘两横指（中指）。

注意事项

1. 规律用餐。
2. 饮用温开水，不要喝冷饮。
3. 勿过食生冷发物，如海鲜。
4. 适量轻体力有氧运动，如散步。

通畅大肠

下腹部胀满疼痛，泄泻酸腐臭秽，多由宿食积滞于大肠所致；下腹胀痛走窜，肠鸣，矢气，多由大肠气滞所致；大便秘结，多日不解，脐周硬痛，拒绝按压，多因肠热腑实所致。为了防治这些肠道不利的症状，可以按以下方法进行刮痧保健。

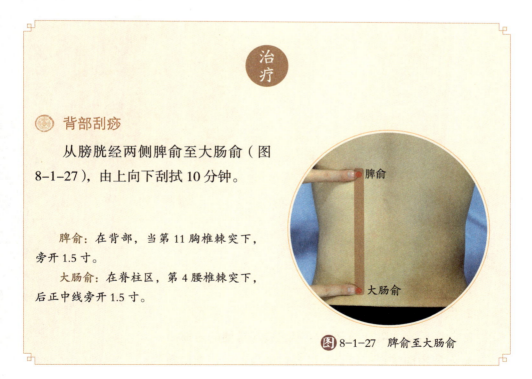

治疗

🔶 **背部刮痧**

从膀胱经两侧脾俞至大肠俞（图8-1-27），由上向下刮拭 10 分钟。

脾俞：在背部，当第 11 胸椎棘突下，旁开 1.5 寸。

大肠俞：在脊柱区，第 4 腰椎棘突下，后正中线旁开 1.5 寸。

脾俞

大肠俞

图 8-1-27　脾俞至大肠俞

🌸 穴位刮痧

取天枢、上巨虚、曲池（图8-1-28~图8-1-30），每穴10分钟，以机体能耐受为度，每日1次，连续治疗10日。

天枢：在腹中部，脐中旁开2寸处，与肚脐位于同一水平线上。

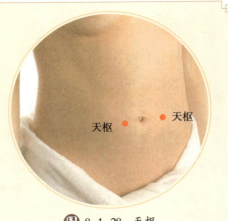

图 8-1-28　天枢

上巨虚：在小腿外侧，犊鼻下6寸，犊鼻与解溪连线上。

曲池：在肘横纹外侧端，屈肘，当尺泽与肱骨外上髁连线的中点。

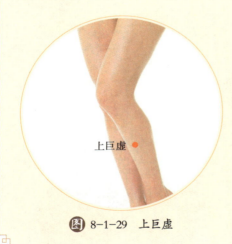

图 8-1-29　上巨虚

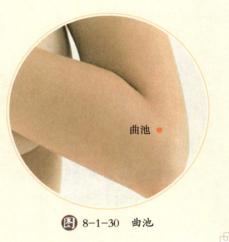

图 8-1-30　曲池

注意事项

1. 常做腹式呼吸。

2. 保持良好情绪。

3. 起床后宜先喝杯温开水，养成晨起排便的习惯。

4. 保持均衡膳食，饮食要做到粗细搭配，荤素均衡。

保养膀胱

小腹正中坠胀疼痛，小便不利、短涩、淋漓不畅，尿道涩痛；或小便频数、急迫、短黄，排尿灼热涩痛；或小便混浊、尿血、有砂石，伴或不伴腰部胀痛的症状，多由膀胱储存和排泄尿液功能障碍造成。为了防治这些膀胱气化失调的症状，可以按以下方法进行刮痧保健。

治疗

◉ 背部刮痧

从膀胱经两侧肺俞至肾俞（图 8-1-31），由上向下刮拭 10 分钟。

肺俞：在背部，当第 3 胸椎棘突下，旁开 1.5 寸。

肾俞：在背部，当第 2 腰椎棘突下，旁开 1.5 寸。

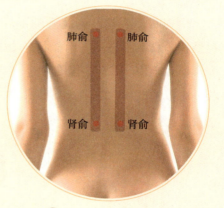

图 8-1-31　肺俞至肾俞

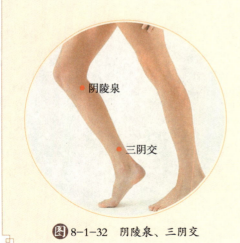

图 8-1-32　阴陵泉、三阴交

◉ 穴位刮痧

取阴陵泉、三阴交（图 8-1-32），每穴 10 分钟，以机体能耐受为度，每日 1 次，连续治疗 10 日。

阴陵泉：在小腿内侧，胫骨内侧髁后下方凹陷处。

三阴交：在小腿内侧，当足内踝尖上 3 寸，胫骨内侧缘后方。

注意事项

1. 切忌忍小便。

2. 常做腹式呼吸。

3. 可经常按摩双腿后正中线。

4. 小便赤黄、短涩时应多饮温水。

5. 小便闭塞时要尽快应用导尿管导尿。

调理三焦

出现头晕头痛、胸脘满闷不舒、下肢酸软伴浑身乏力、肢体倦怠、面色淡黄、食欲不振的一组症状，多由于上中下部位的三焦，阳气不振、气化失常所致。应当宣畅三焦气机，扶阳去湿。为了防治这些三焦气化失司的症状，可以按以下方法进行刮痧保健。

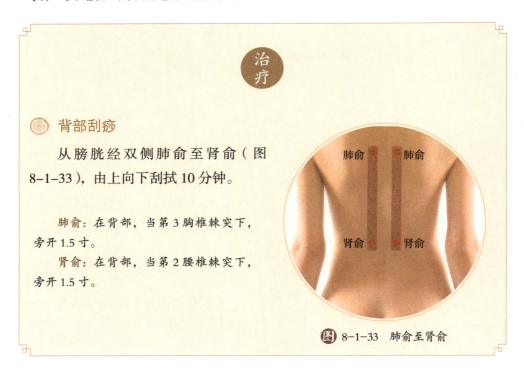

治疗

背部刮痧

从膀胱经双侧肺俞至肾俞（图8-1-33），由上向下刮拭10分钟。

肺俞：在背部，当第3胸椎棘突下，旁开1.5寸。

肾俞：在背部，当第2腰椎棘突下，旁开1.5寸。

图 8-1-33　肺俞至肾俞

穴位刮痧

取百会、阴陵泉、三阴交（图 8-1-34、图 8-1-35），每穴 10 分钟，以机体能耐受为度，每日 1 次，连续治疗 10 日。

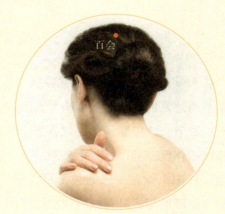

百会：在头部，当前发际正中直上 5 寸，或两耳尖连线的中点处。

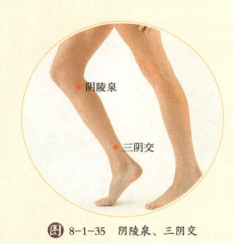

图 8-1-34　百会

阴陵泉：在小腿内侧，胫骨内侧髁后下方凹陷处。

三阴交：在小腿内侧，当足内踝尖上 3 寸，胫骨内侧缘后方。

图 8-1-35　阴陵泉、三阴交

注意事项

1. 勤晒太阳。

2. 忌食甜腻、油腻、生冷之品。

3. 可依体力做些健身气功，如八段锦、五禽戏等。

第二节　调理亚健康

头晕头痛

头晕头痛为患者的自觉症状，往往为某一疾病过程中与其他症状相兼，本节所述是内伤范畴的以头晕头痛为主要病候者。外感时的头晕头痛请参考有关章节。头痛眩晕伴心烦善怒、面红目赤、血压升高，多因肝火上炎；头痛沉重伴胸部满闷，多因痰湿中阻；头痛眩晕伴腰膝酸软耳鸣，多因肝阴虚损，肝阳上亢。中医通过平肝泄热、化湿泄浊、滋阴潜阳的治法来改善体质。刮痧治疗，具有预防及治疗作用。

治疗

◎ 背部刮痧

从肝俞至肾俞（图 8-2-1），均匀涂饰刮痧油后，由上至下，刮拭 10 分钟或刮至出痧为度。

肝俞：在背部，当第 9 胸椎棘突下，旁开 1.5 寸。

肾俞：在背部，当第 2 腰椎棘突下，旁开 1.5 寸。

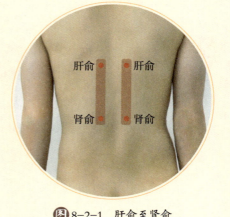

肝俞　　肝俞

肾俞　　肾俞

图 8-2-1　肝俞至肾俞

❀ 穴位刮痧

取太阳、风池、百会（图 8-2-2、图 8-2-3），交替选穴，每穴 5 分钟，每日 1 次，连续治疗 10 日。

太阳：正坐或侧伏坐位，在颞部，当眉梢与目外眦之间，向后约 1 横指的凹陷处。在头颞部，于眉梢与外眼角之间，外眼角外方，外侧眼眶上凹陷处即为此穴。

百会：在头部，当前发际正中直上 5 寸，或两耳尖连线的中点处。

风池：在项部，当枕骨之下，与风府相平，胸锁乳突肌与斜方肌上端之间的凹陷处。

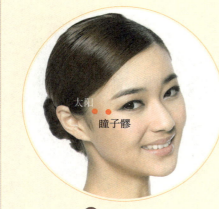

图 8-2-2　太阳

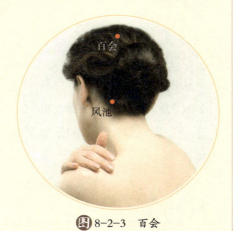

图 8-2-3　百会

注意事项

1. 避免过度操劳。
2. 保持心情平和。
3. 忌食辛辣、海鲜、油煎食物。
4. 伏案工作人员应注意保护颈椎，勤做颈椎保健操。

视力疲劳

视力疲劳是指从事近距离工作或学习，由于用眼过度而产生的眼睛疲劳。此症好发于从事近距离精密工作、电脑工作或者身体衰弱的人。患者一般的症状是：视物稍久则模糊，有的甚至无法写作或阅读，稍一用眼则出现眼及眼眶周围酸痛、视物模糊、眼睛干涩、流泪等症状。这是由于精血亏虚、过用目力、目络瘀阻所致。中医通过补益精血，行气活血，舒筋明目的治法来改善体质。刮痧治疗，具有预防及治疗作用。

治疗

◎ 背部刮痧

从膀胱经双侧肝俞至肾俞（图8-2-4），均匀涂饰刮痧油后，由上至下，刮拭 10 分钟或刮至出痧为度。

肝俞：在背部，当第 9 胸椎棘突下，旁开 1.5 寸。

肾俞：在背部，当第 2 腰椎棘突下，旁开 1.5 寸。

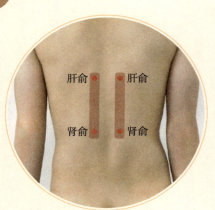

图 8-2-4　肝俞至肾俞

◎ 穴位刮痧

取睛明、攒竹、太阳（图8-2-5），每穴 5 分钟，每日 1 次，连续治疗 10 日。

睛明：在面部，当眉头陷中，眶上切迹处。

攒竹：在背部，当第 2 腰椎棘突下，旁开 1.5 寸。

太阳：在头颞部，于眉梢与外眼角之间，外眼角外方，外侧眼眶上凹陷处，即为此穴。

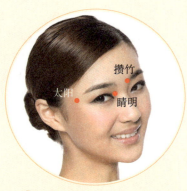

图 8-2-5　睛明、攒竹、太阳

注意事项

1. 不宜在阳光下看书阅读。

2. 加强体育锻炼，保持良好的心情。

3. 常做眼睛保健操，可有效缓解眼疲劳。

4. 注意用眼卫生，尤其晚间阅读灯光不宜昏暗。

黑眼圈

黑眼圈表现为眼周皮肤黯黑无光泽，俗称"熊猫眼"，多见于经常多日熬夜的人，也可见于久病体弱或大病初愈病人，女性经期紊乱时也会出现黑眼圈。同时也有遗传因素造成，则不属病态。多由于思虑过度，熬夜伤神，气虚血瘀所致。中医通过养神活血的治法来改善体质。刮痧治疗，具有预防及治疗作用。

治疗

背部刮痧

从膈俞至肾俞（图 8-2-6），均匀涂饰刮痧油后，由上至下，刮拭 10 分钟或刮至出痧为度。

膈俞：在背部，当第 7 胸椎棘突下，旁开 1.5 寸。

肾俞：在背部，当第 2 腰椎棘突下，旁开 1.5 寸。

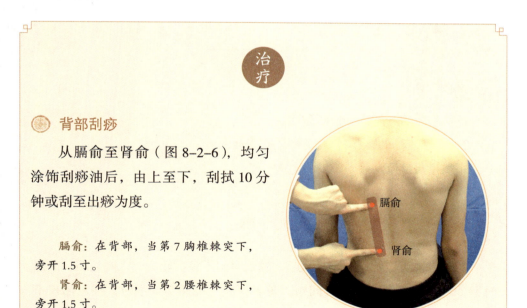

图 8-2-6 膈俞、肾俞

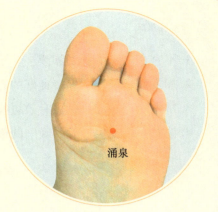

图 8-2-7　涌泉

穴位刮痧

取涌泉、血海、太溪（图 8-2-7、图 8-2-8），每穴 10 分钟，每日 1 次，连续治疗 10 日。

涌泉：在足底，屈足卷趾时足心最凹陷中。

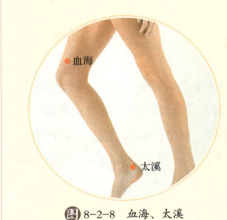

图 8-2-8　血海、太溪

血海：屈膝，在大腿内侧，髌底内侧端上 2 寸，当股四头肌内侧头的隆起处。

太溪：在足内侧，内踝后方，当内踝尖与跟腱间的凹陷处。

注意事项

1. 切忌劳累、熬夜、情绪激动。

2. 夏日注意远离空调，避免冷风吹袭面部。

3. 积极治疗原发病。

失　眠

失眠表现为经常性的不易入睡，睡眠时间不足。轻者，入睡迟缓，时寐时醒，或睡眠不深，睡眠时间短；重者每晚只能睡 2~3 小时，甚至彻夜不寐。在白日期间，精神不振，反应迟钝，体倦乏力，甚则心烦懊恼，严重影响身心健康及工作、学习和生活。失眠与饮食、情志、劳倦、体虚等因素有关。饮食失节，宿食停滞，则胃不和、卧不安。情绪焦躁，肝阳上亢也会失眠；心悸健忘，神疲倦怠，头晕耳鸣，腰膝酸软，为劳倦体虚导致的失眠。中医通过调理跷脉，安神利眠的治法改善体质。通过刮痧治疗，具有预防及治疗作用。

治疗

背部刮痧

从膀胱经双侧心俞至肝俞（图8-2-9），均匀涂饰刮痧油后，由上至下，刮拭10分钟或刮至出痧为度。

心俞：在背部，当第5胸椎棘突下，旁开1.5寸。

肝俞：在背部，当第9胸椎棘突下，旁开1.5寸。

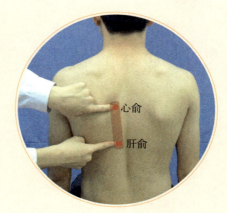

图8-2-9　心俞至肝俞

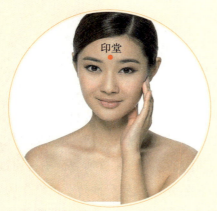

图8-2-10　印堂

穴位刮痧

取印堂，神门、三阴交（图8-2-10~图8-2-12），每穴10分钟，每日1次，连续治疗10日。

印堂：在额部，当两眉头之中间。

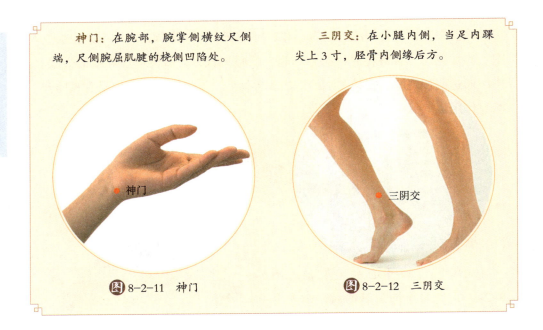

神门：在腕部，腕掌侧横纹尺侧端，尺侧腕屈肌腱的桡侧凹陷处。

三阴交：在小腿内侧，当足内踝尖上3寸，胫骨内侧缘后方。

神门

三阴交

图 8-2-11　神门

图 8-2-12　三阴交

注意事项

1. 保持安静。

2. 适量运动。

3. 远离咖啡和尼古丁。

4. 坚持有规律的作息时间。

5. 调节情绪，保持心情开朗。

食欲不振

　　食欲不振表现为进食的欲望降低，即便饭菜色香鲜美，也没有食欲，不愿进食或不愿多进食。多见于亚健康人群，大多由于思虑过度，伤及脾气，或饮食不规律，脾胃不和所致，也可因情绪激动，肝气乘脾所致。中医通过疏肝悦脾、健运脾胃的治法来改善体质。刮痧治疗，具有预防及治疗作用。若是突发恶心、厌食油腻、发热等症状应考虑肝胆疾患，及时去医院就诊，年老虚弱、恶性病晚期的患者则不在本节所述范围。

治

背部刮痧

从膀胱经双侧肝俞至胃俞（图8-2-13），由上向下刮拭10分钟。

肝俞：在背部，当第9胸椎棘突下，旁开1.5寸。

胃俞：在背部，当第12胸椎棘突下，旁开1.5寸。

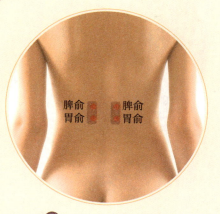

图 8-2-13　脾俞至胃俞

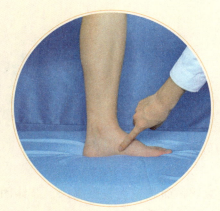

图 8-2-14　公孙

足三里：在小腿前外侧，当犊鼻下3寸，距胫骨前缘1横指（中指）处。即由外膝眼向下量4横指，在腓骨与胫骨之间，由胫骨旁量1横指处。

穴位刮痧

取公孙、足三里、中脘（图8-2-14~ 图8-2-16），每穴5分钟，每日1次，连续治疗10日。

公孙：在足内侧缘，当第1跖骨基底部的前下方。

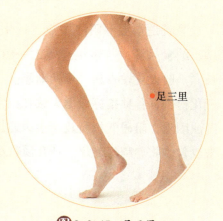

图 8-2-15　足三里

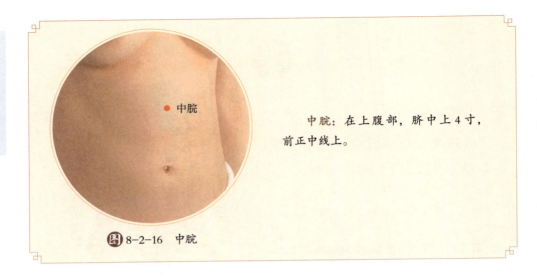

中脘：在上腹部，脐中上4寸，前正中线上。

图 8-2-16　中脘

注意事项

1. 戒烟酒。

2. 适当放松心情。

3. 坚持饮食规律。

4. 适当运动，如慢跑。

湿浊中阻

湿阻是指湿邪阻滞中焦，运化功能减弱，而表现为脘腹满闷，肢体困重，纳食呆滞，神疲倦怠等的一组症状群。湿阻病起病缓慢，迁延时间较长。一般人夏季发病，至秋渐缓。起病缓慢，病势缠绵，病程较长。实验室理化检查，各项指标数据大致在正常范围内，多无器质性改变依据。大都是湿浊困阻，阻碍气机所致。中医通过健运脾胃、理气除湿、补肾益气的治法来改善体质。刮痧治疗，具有预防及治疗作用。

治疗

背部刮痧

从膀胱经双侧脾俞至肾俞（图8-2-17），均匀涂饰刮痧油后，由上至下，刮拭10分钟或刮至出痧为度。

脾俞：在背部，当第11胸椎棘突下，旁开1.5寸。

肾俞：在背部，当第2腰椎棘突下，旁开1.5寸。

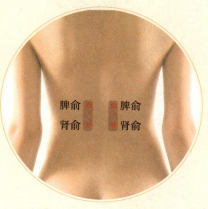

图8-2-17　脾俞至肾俞

穴位刮痧

取中脘、阴陵泉、百会（图8-2-18~图8-2-20），每穴10分钟，每日1次，连续治疗10日。

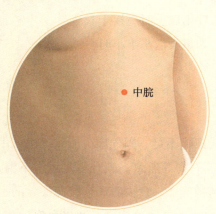

图8-2-18　中脘

中脘：在上腹部，脐中上4寸，前正中线上。

阴陵泉：在小腿内侧，胫骨内侧髁后下方凹陷处。

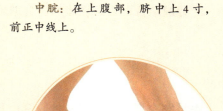

图8-2-19　阴陵泉

265

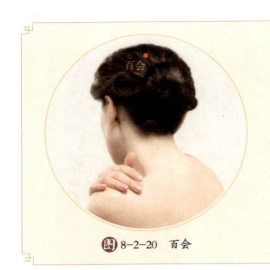

百会：在头部，当前发际正中直上5寸，或两耳尖连线的中点处。

图 8-2-20　百会

注意事项

1. 不过度思虑。

2. 不宜过食油腻生冷食物。

3. 不宜服用滋腻药物及补品，如阿胶等。

4. 改善工作、生活的潮湿环境，涉水冒雨后及时更换干衣。

5. 劳逸结合，要有规律的体育锻炼，如每天散步半小时。

手足发冷

手足发冷多见于年轻女性，多由先天禀赋不足、阳气虚少所致，也可由于女性在月经期间沾染冷物，如用凉水洗衣物等所致。表现手足经常不温，随气候转冷而加重，或伴有恶寒倦怠、精神萎靡、食少腹泻、腰膝酸软的一组症候。中医通过温通经脉，扶阳散寒的治法来改善体质。通过刮痧治疗，具有预防及治疗作用。

治疗

背部刮痧

从膀胱经命门至腰阳关（图 8-2-21），由上向下刮拭 10 分钟。

命门：在脊柱区，第 2 腰椎棘突下凹陷中，后正中线上。

腰阳关：在脊柱区，第 4 腰椎棘突下凹陷中，后正中线上。

穴位刮痧

取足三里、外关、太溪（图 8-2-22~ 图 8-2-23），每穴 5 分钟，每日 1 次，连续治疗 10 日。

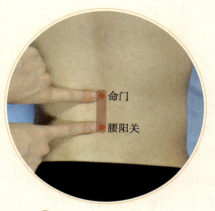

图 8-2-21　命门至腰阳关

足三里：在小腿前外侧，当犊鼻下 3 寸，距胫骨前缘 1 横指（中指）处。即由外膝眼向下量 4 横指，在腓骨与胫骨之间，由胫骨旁量 1 横指处。

太溪：在足内侧，内踝后方，当内踝尖与跟腱间的凹陷处。

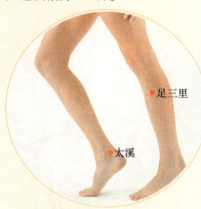

图 8-2-22　足三里、太溪

外关：在前臂背侧，当阳池与肘尖连线上，腕背横纹上 2 寸，尺骨与桡骨之间。

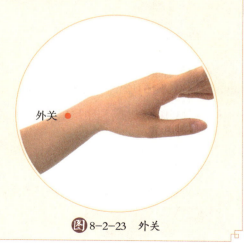

图 8-2-23　外关

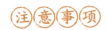
注意事项

1. 避风寒。

2. 勿食生冷。

3. 要保持腰和脚部温暖。

下肢酸痛

下肢酸痛多见于中老年人，可由于正气渐衰，风、寒、湿、热侵袭人体所致。年轻人久住湿地、冒雨涉水，或劳欲过度也可出现此症状。此病属中医痹证范畴，以肢体酸痛、肌肉麻木、重着、屈伸不利甚至关节肿大灼热为症候群。若人常感觉下肢酸痛伴下肢发凉、麻木，腿部肌肉容易"抽筋"的症状或行走一段距离后腿部肌肉出现痉挛性疼痛，被迫停止运动，休息一会儿后，腿痛缓解，则是下肢动脉狭窄或闭塞导致的腿部缺血所造成，应及早诊治。中医通过健脾除湿、祛风散寒、活血化瘀的治法来改善体质。刮痧治疗，具有预防及治疗作用。

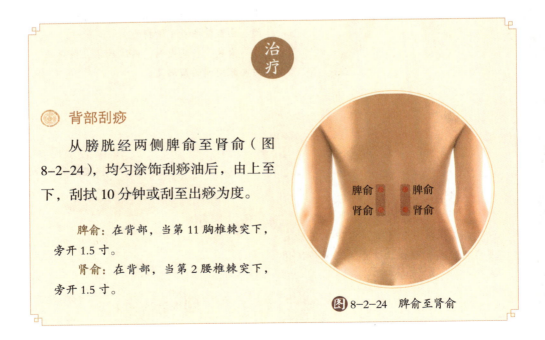

治疗

背部刮痧

从膀胱经两侧脾俞至肾俞（图8-2-24），均匀涂饰刮痧油后，由上至下，刮拭 10 分钟或刮至出痧为度。

脾俞：在背部，当第 11 胸椎棘突下，旁开 1.5 寸。

肾俞：在背部，当第 2 腰椎棘突下，旁开 1.5 寸。

脾俞　脾俞
肾俞　肾俞

图 8-2-24　脾俞至肾俞

穴位刮痧

取委中、阳陵泉、丰隆（图8-2-25、图8-2-26），每穴5分钟，每日1次，连续治疗10日。

委中：在膝后区，腘横纹中点。

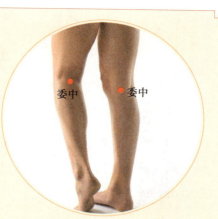

图8-2-25　委中

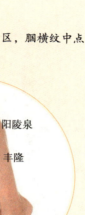

图8-2-26　阳陵泉、丰隆

阳陵泉：在小腿外侧，当腓骨头前下方凹陷处。

丰隆：在小腿前外侧，当外踝尖上8寸，条口外，距胫骨前缘2横指（中指）。

注意事项

1.要保持腰腿部温暖。

2.饮食清淡，多食蔬果、豆类，禁食高脂及刺激性食物。

3.可适当运动如散步，不宜过长。

生 发 固 发

头发易分叉、从根部脱落，或从半截脱落，多见于中年人或脑力劳动者。由于七情内伤，精血渐耗，不能上荣于头发所致。中医通过养血益精的治法来改善体质，生发固发。刮痧治疗，具有预防及治疗作用。

治疗

❀ 背部刮痧

从膀胱经双侧肝俞至肾俞（图8-2-27），均匀涂饰刮痧油后，由上至下，刮拭10分钟或刮至出痧为度。

　　肝俞：在背部，当第9胸椎棘突下，旁开1.5寸。

　　肾俞：在背部，当第2腰椎棘突下，旁开1.5寸。

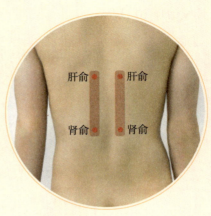

图 8-2-27　肝俞至肾俞

❀ 穴位刮痧

取太溪、血海、三阴交（图8-2-28），每穴5分钟，每日1次，连续治疗10日。

　　太溪：在足内侧，内踝后方，当内踝尖与跟腱间的凹陷处。

　　血海：屈膝，在大腿内侧，髌底内侧端上2寸，当股四头肌内侧头的隆起处。

　　三阴交：在小腿内侧，当足内踝尖上3寸，胫骨内侧缘后方。

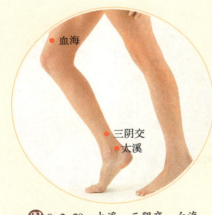

图 8-2-28　太溪、三阴交、血海

注意事项

1. 减少忧虑。
2. 保证睡眠质量，每夜睡够6~7个小时。

乌发润发

头发干枯无光泽，甚至发黄变白，多见于更年期女性，也可见于工作压力较大的青年女性。由于人到中年，阳气阴血皆衰减，或压力作用不能及时调节情绪，造成内分泌紊乱所致。中医通过调和脾胃、补气生血的治法来改善体质，乌发润发。通过刮痧治疗，具有预防及治疗作用。

治疗

◎ **背部刮痧**

从膀胱经双侧肝俞至肾俞（图 8-2-29），均匀涂饰刮痧油后，由上至下，刮拭 10 分钟或刮至出痧为度。

肝俞：在背部，当第 9 胸椎棘突下，旁开 1.5 寸。

肾俞：在背部，当第 2 腰椎棘突下，旁开 1.5 寸。

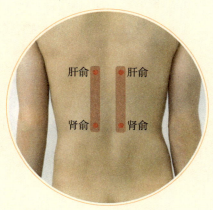

图 8-2-29　肝俞至肾俞

◎ **穴位刮痧**

取足三里、血海、三阴交（图 8-2-30），每穴 5 分钟，每日 1 次，连续治疗 10 日。

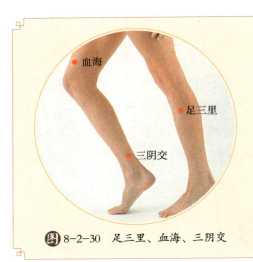

足三里：在小腿前外侧，当犊鼻下3寸，距胫骨前缘1横指（中指）处。即由外膝眼向下量4横指，在腓骨与胫骨之间，由胫骨旁量1横指处。

血海：屈膝，在大腿内侧，髌底内侧端上2寸，当股四头肌内侧头的隆起处。

三阴交：在小腿内侧，当足内踝尖上3寸，胫骨内侧缘后方。

图 8-2-30　足三里、血海、三阴交

注意事项

1. 减少忧虑，忘掉烦恼。

2. 早睡早起，加强营养。

3. 可适量服食含黑素的食物，如黑芝麻。

晕车、晕船

晕车是指乘坐交通工具时如：乘坐车、船时，经受振动、摇晃的刺激，人体内耳前庭平衡感受器受到过度运动刺激，前庭器官产生过量生物电，影响神经中枢而表现为恶心、呕吐、头晕、出冷汗等的症状群。刮痧治疗，具有预防及治疗作用。

治疗

❀ 穴位刮痧

取内关、合谷、膻中（图 8-2-31~ 图 8-2-33），每穴 10 分钟，每日 1 次，连续治疗 10 日。

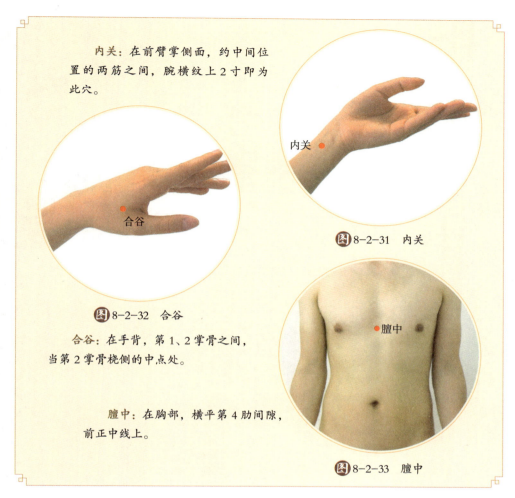

内关：在前臂掌侧面，约中间位置的两筋之间，腕横纹上2寸即为此穴。

图 8-2-31 内关

图 8-2-32 合谷

合谷：在手背，第1、2掌骨之间，当第2掌骨桡侧的中点处。

膻中：在胸部，横平第4肋间隙，前正中线上。

图 8-2-33 膻中

注意事项

1. 乘车前进食不过饱或过饥。

2. 乘车前不宜过劳，前夜睡眠要好。

3. 可坐汽车的前部，以减轻颠簸，打开车窗使通气良好，并将头稍后仰靠在固定位置上，闭目，以避免头部震动和眼睛视物飞逝而引起头晕加重。

4. 呕吐时可服多潘立酮或甲氧氯普胺（胃复安）等。精神紧张时可服镇静药，如安定等。

5. 平时应加强锻炼，增强体质，如练习"米字操"等动作，通过练习转头来适应头晕。